编号：2021-2-054

凤凰医学
Phoenix MedPub

口腔医患沟通学

主编 徐 艳 严 斌

编者（按姓氏笔画排序）

王 华 王 娟 许隽永 孙 颖

张晓旻 胡 建 袁 华

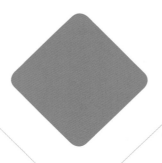

江苏凤凰科学技术出版社·南京

图书在版编目（CIP）数据

口腔医患沟通学 / 徐艳, 严斌主编. —南京: 江苏凤凰科学技术出版社,
2023.6

ISBN 978-7-5713-3313-3

Ⅰ. ①口… Ⅱ. ①徐… ②严… Ⅲ. ①口腔疾病—诊疗②医药卫生人员
—人际关系学 Ⅳ. ①R78②R192

中国版本图书馆 CIP 数据核字 (2022) 第 218703 号

口腔医患沟通学

主　　　编	徐　艳　严　斌
责 任 编 辑	徐娅娴
插　　　图	王　宇
责 任 校 对	仲　敏
责 任 监 制	刘文洋

出 版 发 行	江苏凤凰科学技术出版社
出版社地址	南京市湖南路 1 号 A 楼，邮编：210009
出版社网址	http://www.pspress.cn
印　　　刷	徐州绪权印刷有限公司

开　　　本	718 mm × 1000 mm　1/16
印　　　张	12.25
字　　　数	190 000
版　　　次	2023 年 6 月第 1 版
印　　　次	2023 年 6 月第 1 次印刷

标 准 书 号	ISBN 978-7-5713-3313-3
定　　　价	79.80 元

图书如有印装质量问题，可随时向我社印务部调换。

主编简介

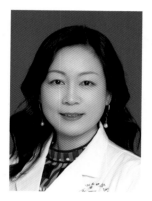

徐　艳　博士、教授、主任医师、博士研究生导师、南京医科大学口腔医学院党委书记、国际牙医师学院院士、国家级一流本科专业（口腔医学）和国家级一流本科课程《牙周病学》负责人。中华口腔医学会常务理事、中华口腔医学会牙周病学专业委员会副主任委员、中华口腔医学会口腔生物医学专业委员会副主任委员、中华口腔医学会口腔医学教育专业委员会常务委员、江苏省口腔医学会副会长兼秘书长、江苏省医师协会副会长、江苏省优秀医学重点人才、江苏高校"青蓝工程"学术带头人及优秀教学团队带头人。享受国务院政府特殊津贴，从事牙周病学医疗、教学、研究工作及口腔医学教育研究 20 余年。曾主持国际交流合作项目 2 项、国家自然科学基金 5 项、其他各级课题 20 余项，发表学术论文 100 余篇，曾获国家级教学成果奖二等奖、江苏省教学成果奖（高等教育类）二等奖、江苏医学科技奖二等奖、江苏高等学校科学技术研究成果奖各 1 项。

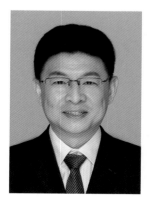

严　斌　博士、二级教授、主任医师、博士研究生导师、南京医科大学口腔医学院院长、口腔正畸学系主任、国际牙医师学院院士、国家级一流本科课程《口腔正畸学》负责人、中华口腔医学会数字口腔医学专业委员会副主任委员、口腔正畸专业委员会常务委员、江苏省口腔医学会口腔正畸专业委员会主任委员。曾主持国家自然科学基金、国家重点研发计划等课题 20 余项，承担 10 余项教研课题并发表多篇教研论文，主编教学专著 2 部，发表学术论文 100 余篇。曾获国家级教学成果奖二等奖和江苏省教学成果奖一等奖各 1 项，江苏省科学技术奖二等奖和三等奖各 1 项。

序

有效的医患沟通有利于建立和谐的、以患者为中心的医疗人文关怀，改善患者的就诊体验，促进其对治疗的依从性，进而提高治疗效果。现代医学仍有很多的未知领域，很多疾病的治疗效果仍不尽如人意，这给疾病的诊治过程带来了一定的不确定性。当前医患关系日趋复杂，对医务工作者的人文素养与交流沟通能力提出了越来越高的要求。

传统的生物医学模式片面强调医疗技术和疾病本身，导致口腔医务工作者容易忽视对患者的人文关怀与交流，传统的口腔医学教育往往缺乏对上述技能的训练。在医患关系受到越来越多关注的新时代，《口腔医患沟通学》的编写与出版具有非常重要的现实意义，它使口腔医学院校相关课程的开展和技能培训更具有系统性和规范性，在一定程度上弥补了传统口腔医学教育的不足，具有很大的推广价值。

该书具有鲜明的专业特色，可作为各级口腔医学生或年轻医师的医患沟通教材。与既往医患沟通教材偏重人文、心理和社会学知识不同，该书紧密结合口腔内科学、口腔颌面外科学、口腔修复学和口腔正畸学等口腔临床医学三级学科的专业特点，分析口腔临床各专科患者的身心特征，并结合口腔各临床专科常见的医患矛盾与冲突，在讲授具有共性的人文、心理和社会学理论知识的基础上，有针对性地对口腔医学生进行临床交流沟通能力的技能培训，相关内容对于已初步接触口腔临床工作的高年级本科生、研究生和规培生容易形成共鸣，对有一定临床工作经验的年轻医师亦有一定的指导价值。

　　该书采用融合教材的编撰形式，创新性地将文字版理论教材、情景模拟讨论案例和口腔临床医患沟通正误案例视频联合编排。其中，情景模拟讨论案例和口腔临床医患沟通正误案例视频极大地丰富了教学内容，真实、生动、直观地再现了临床场景，可以很好地帮助学生通过观摩正误案例视频和不断的情景模拟演练，理解并运用所学的理论知识，强化口腔临床医患沟通的技能培训，这种教学形式可极大地增加学生的学习兴趣，提升教学的互动性，有助于他们将理论联系实际，更好地掌握口腔医患沟通的理论知识与实用技能，不失为一种有推广价值的创新性教学模式，相信该书的出版将对口腔医学生的实用技能培训大有裨益。

中华口腔医学会　　　　　副会长

口腔医学教育专业委员会　主任委员

南京医科大学口腔医学院　教授

前言

　　随着经济文化水平的不断提高，广大民众的口腔保健意识逐渐增强，他们对口腔医疗保健也提出了越来越高的要求。但是，民众的口腔医疗知识普遍匮乏，而口腔治疗多以侵入性治疗为主，容易造成患者对治疗的恐惧心理，加重其焦虑情绪。因此，诊疗过程中的医患沟通变得尤为重要，它有助于医患双方建立信任合作的关系，就疾病的发生发展、相关的诊疗行为和可能的治疗效果形成共识，共同战胜疾病。

　　在口腔临床工作中，庞大的患者数量和传统的生物医学模式往往仅片面强调单纯的疾病治疗，导致医护人员常常忽略了诊疗过程中的人文关怀与交流，传统的医学教育亦缺乏对口腔医学生交流沟通能力的训练，上述原因常常导致医患间缺乏充分有效的沟通，这也是医患关系紧张的重要原因之一。医患沟通在传统的口腔医学教育中是一门被边缘化或缺如的课程。因此，完善口腔医学教学体系中的医患沟通教学，加强对口腔医学生交流沟通的技能培训已迫在眉睫。

　　《口腔医患沟通学》一书紧密结合口腔医学各三级学科或亚专科的诊疗特点和患者特点，笔者在讲解理论知识的同时，针对各专业诊疗过程中容易出现矛盾冲突的临床场景，进一步讲授切实可行的应对策略和技巧，在章节设置和内容编排上实现了较好的创新，并结合医患沟通正误案例视频，让读者在观摩和情景模拟演练中提高理论知识和沟通能力。通过开展医患沟通教学，有助于提高口腔医学生对相关技能培训的兴趣和参与度，提升其在未来的医疗实践中与患者交流沟通的能力，创建和谐的医患关系。

　　该书论述深入浅出，并恰当融合了思政内容，有助于加强对口腔医学生的职业道德教育，使医务人员能够发自内心地关爱患者，在关注疾病的同时，更多关注患者的内心感受，进而与之进行良好有效的沟通。这一教学过程很好地体现了立德树人的教育思想，将思政教育、人文素质培养与口腔医学专业知识有机结合，摒弃空洞枯燥的说教，培养口腔医学生关爱患者的医者情怀，提升其在医疗实践中与患者交流沟通、处理日常医患关系的能力，对具有岗位胜任力的口腔医学生培养大有裨益。

徐艳　罗斌

目　录

第一章

总　论

　　口腔医患沟通（dentist-patient communication）是指在口腔医疗保健工作中，医患双方围绕诊疗、服务、健康、心理等相关因素，以患者为中心，以医方为主导，通过双方全方位、多途径的信息交流，使医患双方形成共识，并建立信任合作关系，指引医护人员为患者提供优质的医疗服务，达到维护健康、促进医学发展的目的。

第一节　　开展医患沟通技能训练的必要性

　　有效的医患沟通有利于改善患者的就诊体验，降低误诊率，提高诊疗效率，促进患者对治疗的依从性。

　　过去十多年里，暴力伤医事件频发。医患关系紧张的原因非常复杂，沟通不良是其中之一。大部分医患纠纷源于沟通不够，而非医疗质量问题。调查显示，80%以上的医疗纠纷均由服务所致，35%的纠纷由医务人员说话不当造成。48%的医师认为，医患关系紧张的原因在于沟通太少；50%的患者认为医师看病时间太短，72%的医师平均23秒后就会打断患者说话，患者不间断陈述的时间只有6秒。相反，在美国医疗机构中，医务人员70%的工作量用于对患者进行健康调查、与患者交流、提供健康建议，而检查和治疗只占工作量的30%。人际沟通能力（interpersonal & communication skill）与对患者的诊治能力（patient care）、医学知识（medical knowledge）、职业素养（professionalism）、基于医学实践的学习与提高能力（practice-based learning & improvement）、基于大系统的实践能力（system-based practice）一起，共同构成了美国住院医师培训的六项核心能力。

　　什么样的医师受患者喜欢，并容易与之建立和谐医患关系？患者把健康乃至生命交付到医师手中，必然希望他所托付的人医学知识渊博、经验丰富、技术娴熟、稳重而值得信赖。

一、良好的职业外形

　　医患初次见面时，良好的第一印象有助于逐步建立积极互信的医患关系。医师肩负着患者健康与生命的重任，所以一般来说，医师的职业外形宜趋于保守，给人沉稳、值得信赖的感觉。整洁得体的衣着、和善亲切的微笑、有条不紊且不慌不忙的言行举止，这些都使得医师容易获得患者的好感与信赖。

二、扎实的专业知识与技能

良好的外形是建立和谐医患关系的第一步，要解决疾病对患者的困扰，更需要医师专业知识扎实、专业技能过硬、诊疗经验丰富。只有医师业务过硬，能解决患者病痛，才可能获得患者长期的尊重与信任。在知识更新日益频繁的今天，新技术、新理论不断涌现，医师须不断进修学习，更新知识结构，提高技能水平，并在诊疗实践中不断总结经验，通过持续的修炼，提高业务水平，赢得患者信赖。

三、充分的自信

医师在患者面前应展现出充分的自信，对专业问题的表述、治疗计划与预后的交代应清晰、明了，不拖泥带水，不支支吾吾，前后矛盾。一般而言，患者容易信任年纪大、看上去有经验的医师。因此，年轻医师更应该展现出自己的专业和自信，用专业的语言和有亲和力的态度赢得患者信任。很难想象，一个对自己的专业技能、对疾病治疗都没有信心的医师，能够给患者战胜疾病的信心。

四、关爱患者

以人为本是医学人文关怀的核心内涵，满足患者的心理需求又是以人为本的突出表现。在诊疗患者的过程中，医师应体现出对患者的人文关怀，耐心细致，热情周到，真正做到以患者为中心。当患者真切感受到医师的真心时，自然也会付出他的真心。

五、恰当的宣传与包装

酒香也怕巷子深。在自媒体的时代，在民营医疗蓬勃发展的今天，即便是资历深、技术水平高的医师在一定程度上亦需要一定的包装，建立自己的专业品牌，扩大自己在同行以及患者群中的影响力。运营个人公众号、工作室、微博等新形式应运而生，收到了良好的效果。需要注意的是，包装的形式需恰当，内容应真实，切忌浮夸与虚假，否则效果可能适得其反。

第二节　口腔治疗的特点与患者的心理特征

　　口腔医疗相较于临床医疗，既有一致性，又有独特性，医师只有充分考虑口腔治疗的特殊性，才能关注到口腔患者独特的心理特征，进而与之进行更有效的沟通。

一、口腔治疗的连续性与长期性

　　口腔治疗往往非一次诊疗可完成，比如根管治疗，包括根管预备、根管消毒、根管充填等步骤，视病情可能需要 2~3 次，甚至更多次复诊方能完成，各次治疗之间须有一定时间间隔，过于提前或延后都可能影响治疗效果。

　　牙周治疗更是一项长期治疗，包括基础治疗、手术治疗、修复治疗和维护治疗 4 个阶段。通常基础治疗后 1~3 个月复诊，酌情进入手术治疗、修复治疗或维护期治疗阶段。维护治疗的间隔可能是 3~6 个月，间隔时间越长，患者可能越容易忘记复诊预约的时间，尤其是炎症控制后自觉主观症状明显缓解的患者。对牙周炎患者而言，维护治疗通常需要终身坚持，否则可能导致前期治疗效果逐渐丧失殆尽，当患者再次因牙齿松动、出血疼痛等症状而就诊时，可能因病情加重、无法保存患牙而需要拔除，这样的重复治疗贻误了最佳时机，造成医疗资源不必要的浪费，也加重了患者的经济负担。

　　口腔治疗因长期性和持续性，对患者依从性提出了较高的要求。在工作节奏和生活节奏日益紧张的今天，一个对口腔健康不重视的患者，是难以把有限的时间和精力长期分配给口腔治疗的。患者患病后，通常希望尽快治愈疾病，恢复健康，结束诊疗。回到正常的工作生活轨道，亦是绝大多数患者的正常心态。这时，如何让患者认识到大量时间与精力付出的必要性，口腔健康教育和医患沟通就显得尤为重要。

二、治疗的操作性和有创性

　　无论是牙体充填治疗、牙周治疗，还是拔牙、正畸治疗，口腔治疗的操作性都很强，药物治疗只占口腔治疗的一小部分，绝大部分口腔疾病不依赖口服药物治疗，这与普通民众对疾病治疗的认知不同。很多口腔操作治疗都是有创的，洁牙、拔牙时可能出血，对牙齿进行冷热诊、牙周探诊等检查时，患者可能感觉疼痛不适，这些侵入性的治疗容易造成患者对治疗的恐惧或焦虑，乃至最终的排斥和抵抗，甚至产生牙科畏惧症（图 1-1）。他人既往治疗的不良体验，也可能作为经验传播给亲朋好友。因此，在治疗前的医患沟通中，要向患者简单介绍治疗操作的过程，提前告知治疗中可能的疼痛不适，以及治疗后可能的不良反应，让患者有一定的心理准备。术前一句话，往往胜过术后亡羊补牢的千言万语。在治疗操作过程中，也应尽量做到微创或无痛，改善患者的治疗体验，使其能够愉快的接受口腔治疗。

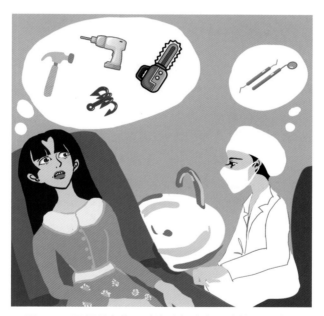

图 1-1　医师眼中的口腔治疗与患者眼中的口腔治疗

三、操作的直观性

口腔操作多在牙科综合治疗椅上进行，部分家属可能陪同就诊，如未成年儿童的监护人、高龄患者的家属等。在治疗过程中，如果允许所有陪同者全程在场，洁牙、拔牙时的出血，开髓时患者的疼痛，清创缝合时的创面，这些都揪动着家属关切的心。关切越深，则越慌乱。同患者一样，绝大多数家属口腔专业知识匮乏，对操作过程中正常的出血、疼痛不能理解，过度的关切可能产生焦虑和不安的情绪，这种负面情绪很容易传递给患者，加重后者的紧张感，无法很好配合治疗。同时，家属的焦虑也可能逐渐演化为对医师治疗操作的不满，认为医师操作粗暴，甚至产生言语冲突，不利于医师专心治疗，乃至对治疗产生不必要的干扰。

因此，同其他门诊手术或操作性治疗一样，口腔治疗过程中，应避免不必要的陪同，这既是保证有创操作的无菌环境，同时也是为了保证操作医师精神集中，不受干扰，专心治疗。对于未成年儿童、高龄患者或其他行动不能自理者，在必须有家属陪同的情况下，应提前向患者本人和家属同时交代操作过程和可能出现的不适，取得他们的理解，并在术中注意安抚患者和家属的情绪。医患双方的沟通变成了医、患和家属三方的沟通，也对医师的沟通技能提出了更高的要求。

四、美学性和主观性

牙齿、牙龈和颅颌面组织常常涉及容貌美观，正畸治疗、前牙修复、部分牙周软组织手术等口腔治疗均会对患者的容颜产生影响。对于前牙种植或修复治疗而言，术后不美观常常意味着治疗的失败。但是，在某种程度上，美与不美的判断常带有一定的主观性。医师认可的美，患者未必觉得美，反之亦然。因此，在涉及美学的口腔治疗前，医患双方应对治疗方案、治疗后可能的美学效果进行充分深入的讨论，利用模型、既往病例的术后照片、计算机三维模拟等手段，形象地呈现术后可能的效果，取得患者的认可，再开始操作治疗。如果医患双方没有对术后可能的效果达成一致，则可能为日后的纠纷埋下祸端。

五、非危急／危重治疗，部分项目不属于医保项目

在很多情况下，大多数口腔治疗并非危急／危重治疗，大部分口腔疾病不危及生命，能拖延则拖延，这是相当大的一部分患者的心态，他们寻求治疗的迫切性可能不强。部分口腔治疗不属于医保治疗项目，如义齿修复、正畸治疗等，可能给部分患者带来一定的经济负担，加之部分民众对口腔健康不重视，导致他们更加不愿意把有限的时间、精力和费用投入到口腔治疗中，即便就诊也依从性不佳，不能遵从医嘱和治疗计划，很好配合治疗，最终影响了良好治疗效果的获得。

六、患者的心理特征

中国民众的口腔医疗知识相对匮乏，口腔保健意识水平参差不齐，口腔治疗的上述特征导致口腔疾病患者与其他疾病患者相比，具有一些独特的心理特征。

（一）轻视性

包括龋病、牙周病在内的口腔疾病患病率高，但口腔医疗知识的匮乏导致了民众对口腔疾病的重视程度普遍不足。不少患者认为，全口 20 余颗牙齿，少一颗两颗对吃饭又能有多大影响！此外，相当一部分患者没有意识到口腔健康和全身健康密切相关，不了解口腔疾病可能与糖尿病、心血管疾病、早产低出身体重儿、阿尔茨海默病、肠道肿瘤等全身系统性疾病相关。重视程度不够导致部分患者对口腔疾病放任不管，不到疼痛、出血症状等严重影响工作、学习和生活时，便不治疗，从而痛失了早期治疗的良机。

此外，口腔知识的匮乏还导致民众对口腔医疗的复杂性认识不足，就医后，不能理解口腔疾病的治疗可能需要多次就诊，且常常需要进行有创的操作性治疗，而非药物治疗。当治疗流程影响到患者正常的工作、学习和生活安排时，患者更容易放弃治疗，导致就医后依从性差，治疗半途而废，无法获得良好的疗效和预后。

（二）恐惧性

口腔治疗过程中，涡轮机、洁牙机工作的噪声可能会加重患者的紧张心情，治疗过程中的疼痛、出血则可能加剧患者对口腔治疗的畏惧，甚至产生牙科畏惧症，表现为患者的心跳加快、血压异常、出汗、多语、肌肉紧张、面色苍白，甚至晕厥。患者由此逃避就医，不愿接受口腔检查和治疗，贻误病情。

（三）自卑性

前牙缺损或缺失，直接影响患者的正常发音和美观；牙周炎、牙龈炎、冠周炎等疾病可能导致口腔异味。这些均可能造成部分患者自卑与内心的不适，不愿开口说话，不愿与人近距离交往，讳疾忌医，害怕被嘲笑、被嫌弃，甚至导致社交恐惧症。

第三节　医患沟通的基本原则

在医患沟通的过程中，要充分考虑到口腔治疗的上述特点和口腔患者的心理特征，遵循沟通的科学性、通俗性和人文性原则。

一、科学性

医患沟通的过程也是对患者进行口腔健康教育的过程。患者所患的疾病类型、病因、治疗方法、疗效、预后、是否会复发，以及应如何预防其复发或加重，上述问题都需要医师与患者进行充分的沟通交流，使患者了解其所患的疾病如何治疗、疗程与费用，以及为什么要这么治疗，只有充分知情，才能取得患者的同意、合作与依从。上述内容的介绍，涉及口腔医学专业知识，用词应严谨准确，病情严重程度、治愈率等判断应具有充足的科学依据，充分体现出医师的专业权威性，这样才能获得患者的信任。在专业知识领域，医师与患者天生处于不对等的位置，医师在展现专业性时，表达的方式和说话的语气应该是摆事实、讲道理，循循善诱，而不是高高在上，甚至傲慢或颐指气使的。

二、通俗性

上述沟通的过程，尤其在介绍病情时，医师所用的语言应通俗易懂，尽可能采用简单、浅显、形象的语言和形式来解释复杂、抽象的医学问题，辅以绘制模式图，利用既往患者的术前术后照片、各种宣传材料、义齿模型等工具（图1-2），将抽象的医学术语具体化、形象化，便于患者理解。沟通的过程应个性化，充分考虑患者的个人素养、教育背景及理解能力的巨大差异，针对不同的患者，以及他们所关注问题的侧重点，开展有针对性的沟通。

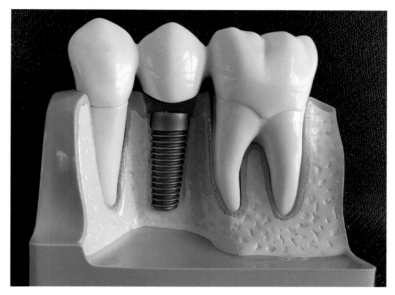

图 1-2　用于医患沟通的义齿模型

三、人文性

医患沟通应遵循法律和道德要求，医师需学会换位思考，更真切地理解患者对治疗的顾虑和治疗的时间消耗，以及经济负担可能给患者带来的不便，在医患沟通和治疗的全过程中，表现出对患者的人文关怀，在治疗操作的过程中，应有爱伤观念，充分展现出医者仁心。

同很多慢性疾病一样，相当一部分口腔疾病无法彻底治愈，比如牙周炎，不仅牙周维护治疗可能是终身的，既往的牙周破坏导致的牙槽骨吸收和牙齿松动也是不可逆的，部分牙齿因松动导致咀嚼功能降低，对患者生活产生长期影响，这与患者希望彻底治愈疾病、摆脱病痛的初衷是相悖的。有时是治愈，常常是帮助，总是去安慰。科技的进步和医学的发展并不可能消除所有疾病。医师在劝慰患者与某些疾病或其后遗症长期"和平共处"的同时，也要感受到患者内心的失望和所承受的痛苦与不适，给予其最大限度的宽慰，而不是冷冰冰地回应"无计可施"。

第四节　医患沟通的基本方法

　　建立和谐的医患关系，从而进行有效的医患沟通，首先需要建立良好的沟通氛围，诊室环境温度适宜，保持应有的私密性，避免不必要的围观。医师与患者的距离应适宜，太远可能使患者产生疏离感，太近则可能使患者感觉个人空间受到侵犯，进而产生不适。与患者交谈时，应使患者处于平等的坐位，让患者感到舒适、放松，而不要让患者处于治疗时的躺卧位。医师居高临下的体位可能会使患者产生压迫感，交流沟通的双方地位不平等，不利于在轻松友好的氛围中开始医患沟通之旅。

　　沟通内容包括与患者就医疗相关内容进行的沟通和情感沟通。涉及病因、诊断、治疗方案、预后的医疗相关内容是医患沟通的主要内容，应当详尽，并可能会占据谈话的多数时间。但是，医师也不应忽视情感的沟通。适时表现出对患者疾病与不适的关切，对患者的疾病感同身受，是情感沟通的重要内容。在诊疗过程中，医师应当关爱患者，站在患者角度，设身处地地为患者制订与之需求相适应的科学诊疗方案。但是，医师也不应一直做默默无闻的英雄，对患者的关爱不仅要体现于诊疗活动的技术本身，更应通过语言、表情、肢体动作，让患者感受到医师的关爱，从而建立和谐的医患关系，促进患者对医师的信任和对诊疗方案的依从性。

　　交谈过程中须注意以下几点：

一、倾听与提问

　　在最初的交流过程中，医师更多时候在被动倾听，尽量鼓励患者主动陈述，提供充足的与病情相关的信息。在倾听过程中，对患者的描述要有所反应，表示已接收、理解患者想要传达的信息，并使之感觉被关怀。

　　患者进行最初的陈述后，医师针对患者的描述，提出相应问题，获得患者回应，并对交流过程中患者的疑问给出相应解释。

二、以口腔健康教育为契机，建立融洽的医患关系

口腔健康知识的匮乏，可能使患者将就诊目的仅仅定位于治疗患牙，这不利于其口腔健康，乃至全身健康的维护。每次就诊时的医患沟通都是一次一对一、个性化口腔健康教育的契机。医师应通过交流，帮助患者确立适合自身的口腔健康目标。比如，面对一位以牙龈出血为主诉，并伴有糖尿病的牙周炎患者，应通过交流，使其理解牙周健康与血糖控制的双向联系，督促其及时治疗牙周疾病，长期维护口腔卫生，同时健康生活，控制血糖。这样的口腔健康教育和医患沟通应该是个性化的，绝不应该是千人一面。

三、通俗的语言和有针对性的谈话风格

在治疗的每个阶段，都应尽量减少医学术语的使用，尽可能采用通俗易懂的话语，并针对不同教育背景和性格特征的患者，采取适合不同患者的语言和谈话风格。比如，面对喜欢刨根问底的理工职业从业者，可能需要对发病的原因、治疗方案选择的原因作出详细的解释，通过因果关系的论证使其理解，并接受治疗方案；而对于受教育程度不高或者理解力有所下降的老年患者，则应更多地结合模型、照片等直观的方式或借助数字化工具，向其介绍病情，解释治疗计划及可能的预后。选择合适的交谈方式，获得患者信任，建立其对治疗计划的依从性。

比如，在向患者介绍牙周炎病情时，患者可能很难理解牙周袋深度和附着丧失是什么意思。如何用通俗易懂的语言，辅以有说服力的数据，让患者明白自己牙周炎严重程度究竟如何，坚定治疗的决心。复诊时，如何让患者直观地看到自己病情的改善，从而建立治疗的信心。牙周电子探针是一个可利用的直观工具，不仅可以帮助医师更精确地完成牙周临床指标的检查，更让各项晦涩难懂的牙周临床指标在患者面前一目了然，一图胜过千言万语（图1-3）。

四、掌握谈话的主动权

在沟通过程中，当交谈内容跑题，比如患者将过多的时间与精力用于描述对诊疗帮助不大的细枝末节，甚至向错误方向发展时，医师应掌握谈话主动权，及时调整内容，将患者拉回问诊的正确轨道。

牙周图表

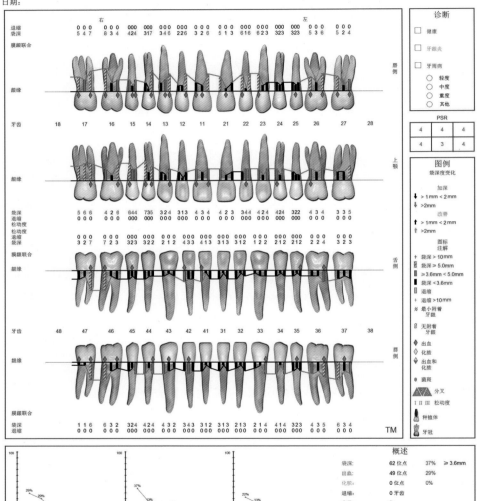

图 1-3　牙周电子探针探查表

五、非语言交流

恰当使用非语言交流，并捕捉、理解患者非语言信息，这类信息包括患者的肢体语言、眼神和语速语气的变化等。比如，在进行龈下刮治时，患者双手紧握，或紧紧握住牙椅扶手，可能是因为紧张，需要医师言语的安抚，也可能确实非常疼痛，需要医师暂停治疗。医师应判明原因，及时给予局部麻醉，改善患者的就诊体验。在交谈的过程中，医师应与患者有眼神的交流，如果在询问个人史，尤其是一些涉及患者隐私的个人史时，患者的眼神躲避，则提示医师需要对患者提供信息的真实性做进一步甄别，以免耽误诊断。留意患者的语速与语气，迟疑的语速和无力、缺乏底气的口吻可能意味着话语的言不由衷，尤其是在与患者交代有风险的治疗方案时，要参考患者的语气语速、眼神等多种信息，确认患者是否真正理解风险，是否从内心真正接受治疗方案；如果不是，则需要进一步交流，并给患者留下更多的考虑空间，以便作出成熟的决定。

确立治疗目标时，要对治疗方案进行充分、细致的解释，语言应当清楚、简洁、切中要点，这是诊疗方案获得患者认可的前提与基础。解释讨论治疗方案前，应先确立目标。需要患者了解什么，做什么？所设定的目标应当现实、可行。比如，当我们面对一位每日抽3包烟的牙周炎患者时，陈述抽烟的危害，让其立即戒烟显然是有很大难度的，那么劝导患者维护牙周健康，建立健康生活方式的目标应该是逐步减少抽烟，从每日3包，减少到2包，再逐步减少到1包、半包，逐渐递减，最终达成目标。一个目标完成后，应认可、表扬患者付出的努力，并进一步鼓励患者去实现下一个目标。一蹴而就地提出过高的、难于实现的目标，往往会导致失败。

在交流过程中，重要建议应当在交谈开始时提出，以突出重点，关键点应适当多次重复，以免患者遗漏，语句应简短，尽量减少术语的使用，并恰当使用模型、图片帮助患者加深理解。面对病痛，医师与患者是并肩作战的战友，因此语气应当是友好和善的，有助于缓解患者焦虑、紧张的情绪，不要采用容易引起患者反感的命令口吻。

六、常见问题

在交流过程中，医师须根据问诊所得，不断向患者提出新的问题，恰当的提问方式有助于帮助医师充分了解患者的需求和感受。常见的问题包括以下3类：

（一）开放式问题

开放式问题常用于交谈的初始，其目的是让患者开口交谈，提供他们认为有用的信息，参与到医患沟通中。比如，您觉得哪儿不舒服？您的牙齿有什么问题？通过开放式问题，让患者确定谈话主题，明确就诊原因，表达自身的感受与关注点，医师从中提取有用的信息，并进一步提问。

（二）焦点式问题

这类问题通常在开放式问题之后提出，类似于选择题。比如，您这颗牙齿的疼痛是白天比较严重还是晚上？什么情况下疼痛会加重？是在喝冷水时，喝热水时，还是吃甜食时？焦点式问题的目的是引导患者，让其更好地就专业性问题表达自身感受，以提供有用的信息，供医师诊断和制订治疗计划时参考。

（三）封闭式问题

封闭式问题通常都非常重要，有助于帮助患者澄清一些有歧义的重要信息，这类问题通常是"是与不是"的问题，比如，您这颗牙齿的疼痛与冷热酸甜刺激有关吗？一般用于交谈的尾声。如果太早使用，可能会限制患者的思维，使其不能或不愿主动提供有用的信息。

医师应当学会提问，提问前要充分思考。漫无目的地随意提问，不仅影响诊疗效率，同时也可能损害医师的专业形象。在交谈过程中，恰当地交替使用开放式、焦点式和封闭式问题，尽量减少专业术语的使用，如果必须使用时，需要确认患者已充分理解所使用的术语。每次只提一个问题，避免连珠炮式的提问，后者可能让患者感到紧张，无所适从。避免提出诱导性问题，比如，患者才谈到牙齿疼痛，还没有开始准确回忆疼痛的性质和诱因，就问患者，您的这颗牙齿肯定是吃硬东西硌着了才会痛的吧？

医师不仅要学会提问，同时也要学会倾听。倾听也是一种重要的交谈技巧，要适应沟通对象的谈话风格，所听到的不仅仅是说出的话语本身，还需要关注患者表达话语的方式、话语背后隐藏的感受，以及那些没有表达出来的话。倾听过程中不要受任何外来因素干扰，如手机。如果医师在沟通过程中频繁地接听电话，会让患者感觉医师漫不经心，质疑对方是否听清了自己的谈话，进而质疑医师诊断的准确性和治疗方案的科学性。在倾听的过程中，要多鼓励患者说，而不要随意打断对方，对患者所说的话，应表达出足够的关注，适时作出恰当的反应，如点头、眼神的肯定等。在倾听过程中，不断提出有针对性的问题。注意患者谈话的语调、语速和声音的高低，对患者表达不清的地方，不要臆测，不要过早下结论，可通过再次提问的方式，请患者对相关内容再次进行确认。在沟通结束时，应总结陈述的内容和患者的感受。在沟通过程中，医患双方都应做一个合格的倾听者。

沟通过程中，当双方意见不一致时，不要与患者争执或者辩论，医师需要具备处理异议的能力，准确找出冲突所在，对于仅仅涉及细枝末节的冲突，比如无法就预约复诊时间达成一致，可进一步了解患者需求，通过协商解决。对于涉及治疗原则的冲突，如患者不愿拔除需要拔除的患牙，则应充分了解患者的顾虑，循循善诱，解除其顾虑，或提出既不违背治疗原则，又能为医患双方所接受的方案。如因近期有重要社交活动、担忧拔牙后影响美观的患者，可为其提供临时义齿的修复方案，或根据患者日程安排择期完成治疗方案，而不是生硬地坚持要求患者立即拔除患牙，开始牙周治疗。

第五节　医患沟通的程序与技能

苏珊·库尔茨（Suzanne Kurtz）和乔纳森·西尔弗曼（Jonathan Silverman）提出了一种医患对话的模式——卡尔加里-剑桥观察指南（Calgary-Cambridge Observation Guide）（图1-4、图1-5）。该模式确立了医患沟通的流程和内容，亦可用于医患沟通的教学，它将传统病史收集的过程与有效的交流沟通结合，将交流过程流程化，使之容易被理解和应用。其流程如下：

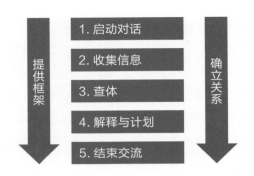

图 1-4　卡尔加里 - 剑桥观察指南

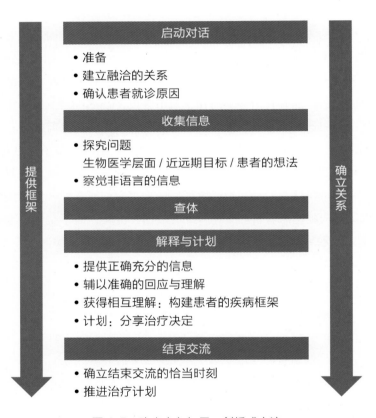

图 1-5　改良卡尔加里 - 剑桥式交流

一、最初的医患关系建立

医患沟通前，应为沟通布置一个令患者感到舒适放松且安静，同时具有良好私密性的环境，不被无关人员打扰。初次见面时，应问候患者，准确叫出患者的姓名，使其感到亲切和被尊重。医师可对自己做简要介绍，告诉患者如何称呼自己。这样的自我介绍，表达了对患者的尊重，拉近了双方的距离，也是建立融洽医患关系的初始。问诊时，让患者处于舒适的坐位，而非躺卧位。从非专业性的问题入手，开启问诊，比如，您觉得自己的牙齿有什么问题？您今天到××科想解决什么问题？使用开放式的提问，了解患者的就诊原因，要仔细倾听患者的诉说，不要随意打断对方，更不要诱导患者做出回应。通过对就诊原因的初步询问，确认患者主诉，并对患者提出的问题进一步筛选、甄别，为下一步的信息收集做准备。

二、病史及相关信息的收集

信息收集的内容包括患者生物医学层面的要求，对于疾病治疗的近期目标和远期目标，以及患者的其他一些想法或需求，比如近期患者有重要的社交活动不愿拔除前牙，或因经济原因无法接受种植修复治疗等。

明确主诉后，需要进一步确认患者的就诊原因、明确其对疾病诊疗的想法、关注的主要问题，以及影响其行为方式的因素，比如经济负担、时间、可能的治疗风险等。使用简短易懂的方式向患者提问，鼓励他们用自己的语言描述发病过程，以便找出病因，明确诊断。对重要的细节、发病的时间节点、症状出现的顺序等，医师应做适当的重复，以确认获取的信息无误。在上述问诊过程中，交替使用开放式和封闭式问题，尽量减少医学术语的使用，对必须使用的专业术语，要做出通俗、形象的解释。

此阶段要多倾听，而不要随意打断患者，让患者回答问题前，要给其充分的时间思考，回忆发病过程中的细节，继续提问前要稍做停顿。注意收集患者语言和非语言的信息，如患者的身体语言、面部表情等。对患者表达不清的陈述一定要进行复述，并对问诊进行阶段性总结，以确认正确理解了患者陈述。对专业性的问题，尤其是当患者表达出疑问时，医师应表现出足够的自信和专业权威，回答问题应有底气，方能获得患者的信任。一个对自己的诊断和治疗方案都没有信心的医师是不能给他的患者足够的信心战胜疾病的。

此外，医师还可以恰当运用自身非语言的信息，如关切的眼神，赞同或疑问的表情，趋近患者的坐姿，抑扬顿挫、富含感情的语音，或随表达的内容而不断变化的语速，表达对患者疾病的移情与同理心，体会患者的感受与期望，并给予恰当的回应，与患者建立良好融洽的关系。

　　同理心（empathy）是指医师应设身处地地为患者着想，对患者的病痛感同身受，理解患者对疾病的体验、情绪与感受，并积极回应其要求。同理心包含三个层次：情绪感染、共情关注和观点采择。情绪感染是指当医患良好互动时，良性的情绪会相互感染；而当发生人际冲突时，不良情绪亦会相互感染。因此，医患双方从沟通的一开始，就应共同努力，建立良好的相互关系，并在沟通的过程中保持这种关系，形成良性循环。共情关注是指医师不仅共享患者因疾病带来的喜怒哀乐，还要对处于痛苦与不安情绪中的患者表达安慰或关心。观点采择则是最高层次的同理心，指医师在理解他人情绪、感受、观点和态度的基础上产生的共情反应，可促使自身采取满足他人需要的方式，去帮助他人。

　　表达同理心时，医师需要分析患者已经明确表述的，以及未表述的、隐藏的需求。诊疗过程中，在遵循治疗原则的前提下，尽可能满足患者的需求，对于不能满足的要求，则应加强感情共鸣。如患者不愿接受拔牙时，医师不应生硬的命令或强求患者拔牙，而应晓之以理，动之以情，既要详细解释必须拔牙的原因，陈述不拔牙的后果，劝导患者接受科学的治疗方案，也要对患者必须拔牙的结局表达恰当的惋惜和遗憾之情，对于因拔牙而给患者工作生活带来的不便与困扰，尽可能给出替代解决方案，比如临时义齿修复，而不是冷冰冰地对患者提出简单而强硬的要求。医师要真诚地接纳患者的感受，不仅要让患者感受到自己的理解与接纳，也要指导患者反思其自身的行为。比如，当患者舍不得拔牙时，医师不仅要表达惋惜和无奈之情，也要引导患者思考，病情为何会走到如此糟糕的一步，为什么每日没有认真刷牙，为什么没有听从医师多年前的戒烟建议，为什么不能做到定期维护牙齿卫生？由此教育患者汲取教训，遵从医嘱，科学治疗。面对疾病时，医师与患者是共同战斗的战友，是伙伴，而非上下级。医师要对患者表现出足够的理解与帮助，鼓励其为疾病的治愈做出的每一步努力。比如，每次复诊时，检查患者的口腔卫生状况，对其口腔卫生维护的效果及时点评，表扬已经付出的努力和获得的成效；对不足的地方，提出具体改进的方法，而不是一句简单笼统的"你要好好刷牙"，这样的话语缺乏针对性，往往收效甚微。

　　交谈和后续查体时，注意保护患者的隐私，包括某些敏感的职业、婚姻状态、某些传染病史等。问诊的环境尤其要注意对隐私的保护。涉及隐私的询问要注意提问的时机和前后语境，做好语言的铺垫，不要过于突兀，以免让患者产生不适，或条件反射式的警觉，刻意隐瞒病史。

三、查体

检查前需要获得患者的同意，告知检查的内容、程序或方法，以及可能引起的不适。在检查过程中，亦应注意保护患者的隐私，尤其是可能给患者带来不适或疼痛的检查，患者被检查时不堪痛苦的表现不应被无关人员围观，这也是对患者起码的尊重。

四、解释治疗计划

通过之前的问诊和交流，充分地收集了患者的相关信息，包括其教育背景、知识水平、经济状况、患者的关注点和渴望获得什么样的信息：例如疾病的病因或者预后、治疗的费用和所需的时间。在此基础上，方可水到渠成，在恰当的时间告知患者治疗方案，并向其解释该方案。解释方案时，应有序组织语言，帮助患者准确理解，对于重要的信息要适当地重复与总结，并使用图表、模型、照片等辅助工具，帮助患者理解，最后还可请患者复述，检查其对重要信息的理解程度。医师应用平等的口吻，尽可能给出建议或多个备选治疗方案，让患者选择，而不是以命令的口吻要求患者接受某个方案。多多鼓励患者说出自己的想法，使其参与到治疗方案的制订中。任何一个治疗方案的实施，都需要患者的配合，并以时间、精力与费用的付出为代价。因此，医患双方需要就诊疗方案达成共识，才可能最终获得良好的疗效。

五、结束交流

医师清楚有条理地向患者陈述疾病的诊断、病因、治疗计划等初步信息后，应简单总结交流过程，并鼓励患者讨论上述谈话中未涉及的问题。初次沟通时的信息不要过量。比如，在介绍牙周治疗计划时，初诊除了需要介绍牙周治疗常规的四个阶段，对第一阶段的基础治疗和治疗后再评估的重要性应详细介绍，随后可能的手术治疗、修复治疗等则无须在初诊时花费过多的精力解释与讨论。一次交谈时过量的信息可能使患者犯迷糊，难于接受，一开始就接触过于复杂的治疗方案，也可能使患者对治疗望而却步。

结束初次交流前，要确认患者已理解并接受了医师提出的诊疗方案，确认本次就诊解决了令患者困扰的问题，或就患者关心的问题提出了令其基本满意的解决方案。最后，预约复诊时间，并告知患者本次治疗可能的不良反应及应对措施。

六、特殊问题的处理

老年患者、未成年患者，以及某些患有精神心理疾病的患者因理解、沟通和交流的能力受限，与之交流时，须有家属或监护人在场，三方沟通的复杂性较医患二人间的沟通更为复杂，需要医师有更丰富的经验与应对能力。

此外，对于诊疗过程中可能出现的意外、并发症或医学未知问题，要有一定的预见性，与患者沟通时要留有余地。比如，在进行根管治疗前，要详细交代术后可能的肿胀不适，甚至疼痛，以及可能的治疗失败等。

参考文献

[1] 王锦凡, 尹梅. 医患沟通学[M]. 2 版. 北京: 人民卫生出版社, 2018.
[2] JONATHAN S, SUZANNE K, JULIET D. Skills for communicating with patients[M]. 3rd ed. Florida: CRC Press, Tailor & Francis Group, 2013.
[3] LANCE B Y, CYNTHIA R T, BIANCA W. Communication skills for dental health care providers[M]. Illinois: Quintessence Publishing, 2015.
[4] SUZANNE K, JONATHAN S, JULIET D. Teaching and learning communication skill sin Medicine[M]. 2nd ed. Florida: CRC Press, Tailor & Francis Group, 2004.
[5] DENNISTON C, MOLLOY E, NESTEL D, et al. Learning outcomes for communication skills across the health professions: a systematic literature review and qualitative synthesis[J]. BMJ Open, 2017, 7(4): e014570.
[6] CAREY J A, MADILL A, MANOGUE M. Communications skills in dental education: a systematic research review[J]. European Journal of Dental Education, 2010, 14(2): 69-78.

（孙　颖）

第二章

牙体牙髓病科医患沟通

　　牙体牙髓病主要包括龋病、牙髓病、根尖周病及牙体硬组织非龋性疾病等，是人类最常见的口腔疾病之一，这些疾病在口腔临床上颇为常见，其发病率和就诊率都非常高。如何与牙体牙髓病患者进行有效的医患沟通，不仅是牙体牙髓病科专科医师须必备的技能，也是其他口腔专科医师、全科医师，乃至非口腔专业的临床医师需要重视的常规临床工作。

第一节　牙体牙髓病科的疾病特点和患者特点

牙体牙髓病学是研究牙体硬组织和牙髓组织疾病的发病机制、病理变化、病理生理、临床表现、诊断、治疗及转归的一门学科，也是口腔医学中的一门重要临床专业课程。牙体牙髓病科的诊疗范围包括：龋病、牙体硬组织非龋性疾病、牙髓病和根尖周病等。这些疾病在口腔临床上颇为常见，发病率高，就诊人数非常多，患者常因疼痛、肿胀等症状就诊。对这些疾病的常规诊疗手段是充填治疗和根管治疗，多为精细操作，患者有发生不良术后反应和并发症的可能性，如深龋治疗保髓无效后出现疼痛、根管治疗后肿胀不适和器械滞留等。

一、牙体牙髓病科诊疗的特点

（一）诊疗疾病发生率和就诊率高，患者基数大

牙体牙髓病科的主要诊疗疾病是龋病、牙髓病和根尖周病等，均是口腔常见病和多发病。龋病是发病率最高的口腔疾病之一，2017 年公布的第 4 次全国口腔健康流行病学调查结果显示：我国 5 岁儿童乳牙患龋率为 70.9%，较第 3 次全国口腔健康流行病学调查时上升了 5.8%；12 岁儿童恒牙患龋率为 34.5%，12 岁儿童平均龋齿数为 0.86 颗，并且儿童患龋情况呈现不断上升的态势。65~74 岁年龄段老年人根面龋的患病率仍处于较高水平，达 39.4%。牙髓病和根尖周病也多继发于龋病。因而，牙体牙髓病科的患者量较大，临床工作负担重，牙体牙髓病科是为广大人民群众提供最基本口腔医疗服务和保障的科室。

（二）以解决患者疼痛和肿胀症状为主

临床上通常根据病变侵入的深度将龋病分为浅龋、中龋和深龋。浅龋位于牙釉质内，患者一般无主观症状，遭受外界的物理和化学刺激，如冷、热、酸、甜刺激时亦无明显反应。中龋和深龋时患者对酸甜饮食敏感，过冷过热饮食也能产生酸痛感觉，冷刺激尤为显著，刺激去除后症状立即消失。深龋时，还会伴有食物嵌入龋洞中，食物压迫使牙髓内部压力增加，产生一过性疼痛。

　　牙髓病和根尖周病具有一定的疼痛症状，疼痛部位可能是定位或放散，疼痛性质可能是锐痛、钝痛、隐痛、跳痛、烧灼痛、肿痛等。较为剧烈的疼痛多发生于急性牙髓炎和急性根尖周炎，即俗语说的"牙疼不是病，疼起来要人命"。

　　急性牙髓炎（包括慢性牙髓炎急性发作）具有典型的疼痛症状（图2-1）。如：①自发性阵发性痛；②夜间痛；③温度刺激加剧疼痛；④疼痛不能自行定位。

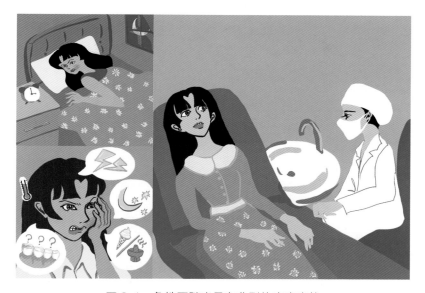

图2-1　急性牙髓炎具有典型的疼痛症状

　　急性根尖周炎（包括慢性根尖周炎的急性发作）的主要症状除了剧烈疼痛和明显的肿胀，还可能伴有相应的下颌下淋巴结或颏下淋巴结肿大及压痛，以及体温升高、身体乏力等全身症状。

　　因此，患者受病情影响，就诊时多烦躁易怒，急于解决疼痛问题，如果医患沟通不良，容易造成医患矛盾和冲突。对于临床医师，需要具有极大的耐心、较强的临床诊断能力和沟通能力。我们可以利用患者就诊等待的时间，通过宣教视频和手册让患者对牙体牙髓病科的常规诊疗疾病种类和方法有所了解，这样既有利于分散患者等待的焦灼情绪，又能够帮助医师搭建一个有利于后继良好沟通的桥梁（图2-2、图2-3）。

23

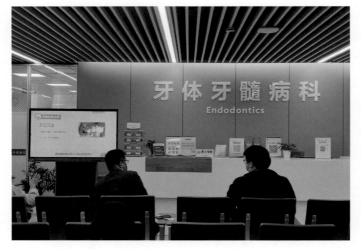

图 2-2　牙体牙髓病科
等候区宣教视频的播放

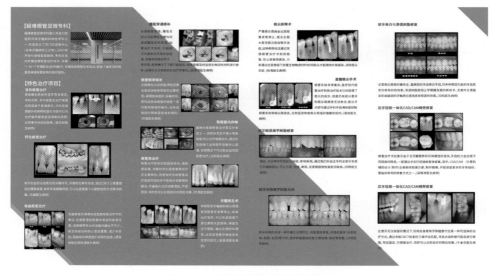

图 2-3　牙体牙髓病科宣教手册

（三）治疗效果较好，但有发生并发症的可能

　　龋病的主要治疗手段是充填治疗术，牙髓病和根尖周病的主要治疗手段是根管治疗。对于疼痛和肿胀症状的缓解较为有效，如龋坏组织去除后，规范和有效的充填治疗就可以消除龋病引起的温度刺激痛；根管治疗术的第一步就可以缓解急性牙髓炎造成的剧烈疼痛，及时有效地开放引流可以显著缓解根尖脓肿引发的肿胀和疼痛症状。

但也有发生并发症的可能，如龋病充填治疗会发生意外穿髓、充填后牙周性和牙髓性疼痛、充填体折断或脱落、牙齿折裂和继发龋等并发症。而因为根管解剖系统的多样性和复杂性，根管治疗过程中也可能伴发一些并发症，包括术后疼痛、器械分离、根管壁穿孔、软组织的损伤以及器械进入体内等。这就要求医师在实施诊疗前对并发症要有一定的交代，做好预防性的医患沟通，让患者有面对并发症的心理准备，充分尊重患者的知情权，并注意签署知情同意书。一旦发生并发症，医师首先应迅速作出最妥善的处理，其次根据并发症的预后，及时与患者沟通解释，安抚患者情绪。

（四）操作精细，有些不可直视，技术敏感性强

牙体牙髓病科的临床诊疗工作是在口腔狭窄的操作环境中进行的，牙齿体积小，周围结构复杂，有软组织（如舌和颊等）、硬组织（牙槽骨等）和神经分布。而位于牙齿内部的根管系统更为细小和复杂，具有很多根管分歧和侧支根管等结构，有人称之为"看不见的根管"。因此，牙体牙髓病科的诊疗较为精细，特别是根管治疗术，有些操作过程并不能在直视下完成，技术敏感性高。这就需要医师耐心地利用一些设备和道具让患者直观地了解自己的病情，如牙科显微镜和牙齿模型等（图 2-4~图 2-6），并向患者交代每次诊疗的时间，充分获得患者的理解，才能够让患者积极配合治疗。

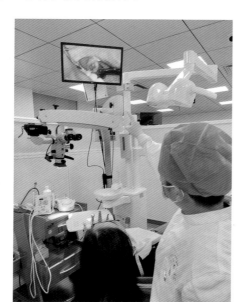

图 2-4　利用牙科显微镜的放大作用，让患者能够直视其病变部位，充分了解疾病状况，如龋坏范围和程度等

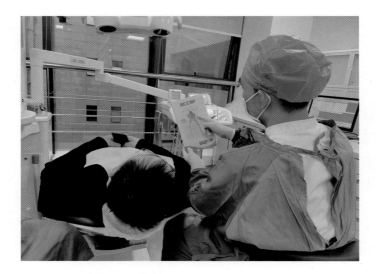

图 2-5 借助牙齿模型道具，让患者了解牙齿结构，知道诊疗的意义，如为什么牙神经发炎了就要摘除

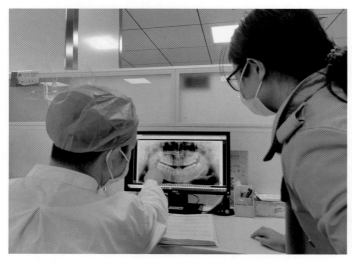

图 2-6 通过对 X 线片的讲解，让患者了解涉及骨质的病变和程度

（五）病程可能较长，影响整个口腔健康和全身健康，或需要多学科联合诊疗

龋病往往具有病程长、进展缓慢的特点，再加上一般情况下龋病不危及患者生命，因而不易受到人们重视。但实际上龋病的危害较大，特别是病变向牙体深部发展后，可引起牙髓病、根尖周病、颌骨炎症等一系列并发症，以致严重影响患者身心健康。并且，随着牙体硬组织的不断破坏，可逐渐造成牙冠缺损，成为残根，终至牙丧失，破坏咀嚼器官的完整性。这样不仅影响消化功能，而且在

童年时可影响牙颌系统的生长发育，使人体健康素质下降。此外，龋病及其继发病作为牙源性病灶，与全身健康有着密切的关系，曾有过引起远隔脏器疾病的病例报道。并且，牙体牙髓病学和口腔医学其他专业具有相辅相成的关系。其他专业诊疗项目的实施需要牙体牙髓病科的协助，比如一些修复基牙需要先行根管治疗、正畸治疗之前的龋病充填治疗和外科手术之前一些牙齿的牙髓治疗等。而根管治疗之后也需要修复科配合完成冠修复。因此，在诊疗过程中医师还要做到口腔健康教育和科普知识的传授，并具有多学科诊疗的观念，加强这方面的医患沟通，例如在根管治疗之前，就需要告知患者后继需要冠保护的计划，让患者提前了解需要的时间和费用，以防止医患纠纷的产生。

二、牙体牙髓病科的患者特点

（一）患者的年龄特点

牙体牙髓病科的就诊人群跨度较大，理论上包括所有年龄段的人群。因为儿童牙病科的工作分担，牙体牙髓病科主要接诊 16 岁以上患者，包括青壮年、中年和老人。不同年龄患者的心理、生理特征存在差异，应根据患者年龄、性格特点采取个性化的沟通方法。

由于某些治疗的复杂性和精细性，对于老年患者要注意加强沟通。因为老年人的生理状态及适应性减退，同时心理状态也有不同程度的变化，某些情况下由于自我暗示，患者依赖心理极强，加之老年患者适应和接受新事物的能力较差，对医院就诊环境和就诊流程的不熟悉和对其所患疾病的不了解，老年患者很容易产生对疾病的焦虑和恐惧心理，可表现为：①性格固执，坚持己见，不接受他人意见；②过度焦虑，过度紧张，敏感和惧怕；③急躁心理，不接受需要多学科会诊或者多次复诊，有凑合心理，不积极配合医师治疗等。一般来说，患者年龄与医患沟通的时间存在相关性，大致呈患者年龄越大、医患沟通所需时间越长的趋势，原因可能是老年患者对于知识的理解力与接受能力较弱，记忆力也相对较差，不容易理解并记住医师对于病情的解释与医嘱。

（二）患者的心理特点

一些疾病表现为急性疼痛和肿胀，影响进食、讲话，一些疾病慢性迁延不愈，或者反复发作，对患者的生活质量造成较大的影响。患者经常较为紧张焦虑，一定程度上会影响医师的正常沟通。

（三）患者的性格特点

牙体牙髓病科门诊患者基数大，会有不同性格特点的患者，患者的不同性格特点会影响患者对病情的理解，对诊疗过程的接受度和对医师的信任度，就需要医师具备辨别的素质，有针对性地采用适宜的沟通策略。

有的患者对医师较为信任，属于依从性较好的人群，与其沟通较为顺畅。这类患者能够理解医师的病情说明和医嘱，并积极主动地配合治疗，是医患沟通能够正常开展的人群。

有的患者对医师不信任，谨慎多疑，一般需要询问几位医师以后，才能正确认识自己的病情，做出选择和决定。

◆ 临床案例

薛某，女性，右上后牙深龋，首诊医师为普通号医师，当被告知深龋治疗预后的不确定性时，她怀疑医师能力，表示需要找专家诊疗。在频繁挂专家号的过程中，病程一再拖延，最后出现自发痛和夜间痛等牙髓炎症状。在必须做根管治疗缓解疼痛的前提下，才接受进行根管治疗。

这类患者往往具有一定的文化水平，会查阅网络资料和文献，但又对所得的医学信息一知半解。

有的患者有牙科恐惧症。这类患者往往非常焦虑和紧张，会反复询问确认所患疾病能否治愈及其预后，但治疗无耐心。

有的患者只在疾病症状明显，影响日常生活时才选择就医就诊。对自己的健康不重视，不明白所患疾病的严重性，对于医师给予的医嘱及治疗方案不能完全重视，且因自身其他事务繁忙或交通不方便、过于相信自己等原因自行使用药品，导致医嘱执行力较差与复诊不及时。比如原本能够通过行根管治疗保留的患牙，因为患者不愿意多次复诊等原因而选择拔牙。

第二节　牙体牙髓病诊疗过程中的医患沟通

不管在牙体牙髓病科开展何种治疗，在就诊前营造良好的就医环境尤为重要。如在患者等待时对患者进行必要的科普宣传，包括一些科普文章、诊室外的宣传画报和宣传视频等，加强患者对疾病的认识，同时开展网络、电话等形式预约挂号和复诊管理，为外地患者和老年患者提供便利。诊室环境要舒适、温馨，同时要有一定的隐私性。

一、充填治疗各阶段医患沟通的要点与难点

1.充填治疗前医患沟通的要点

（1）病史询问：病史询问是构建良好医患沟通的开始，在沟通过程中既要运用简洁高效的问题，又要保持亲切温和的态度；既要让患者感受到医师的专业素养和严谨态度，也要让患者感受到医者的平易近人和医者仁心。通过问诊，既能帮助诊断，也能缓解患者的情绪，帮助患者对医师建立基本的信任。

在询问和记录病史过程中首先应注意主诉症状的特征、程度、性质、发作时间的规律、加剧或减轻的因素、部位。对患者是否患有高血压、糖尿病、心脏病等全身疾病应详细询问。女性患者应注意询问妊娠和备孕状况。

（2）疾病的诊断：临床上疾病的诊断主要根据病史、临床检查和辅助检查等，这就需要进行问诊、视诊、探诊、牙髓活力温度测验、X线检查及透照等检查。检查过程应耐心、细致、动作轻柔，必要时告知患者检查可能带来的不适感，以缓解患者的紧张情绪。

临床工作中，按照龋齿病损深度的分类进行诊断更有意义，可以分为浅龋、中龋和深龋。

1）浅龋是指龋损局限于牙釉质或牙骨质，一般无自觉症状，仅在检查时发现局部有颜色改变。

2）中龋是指龋损发生于牙本质浅层，除了颜色变化，大多有冷热酸甜敏感症状。

3）深龋是指龋损已发展到牙本质深层，此时刺激症状明显，检查时可以发

现较深的龋洞。

浅龋和中龋因为病变程度较轻，在诊疗过程中患者出现剧烈疼痛的可能性较深龋小，需要局部麻醉的可能性也较深龋小。因此，对于浅龋和中龋的患者，沟通难度较小，而深龋患者则需要医师具有较强的沟通能力，对于深龋在治疗过程中会出现的不适感、需要局部麻醉、可能的预后等信息应提前告知患者，以尊重患者了解病情和选择治疗方法的权利。

（3）治疗方法：首先告诉患者充填治疗，也就是牙体修复术是治疗龋病等牙体硬组织缺损疾病的常规有效方法，以增加患者对该治疗方法的信心。充填治疗包括手术和治疗两个部分，首先通过牙体手术过程清除已病变或失去支持的牙体组织及细菌，将牙体制备成一定形状的窝洞，使充填体能够长期保持而不松动脱落。然后选用适当的材料恢复牙齿的形态与功能。充填材料有很多种，医师会根据需要充填的牙位、窝洞部位和形态选择合适的材料，主要包括银汞合金和复合树脂材料。

（4）麻醉剂的选择：医师在治疗前须告诉患者充填治疗首先要将龋坏组织去除，也就是我们俗称的磨牙齿，在这个过程中牙齿会有不同程度的酸痛感，让患者大概了解治疗感受，从而在思想上做好准备，同时向患者交代可选择局部麻醉来增加诊疗的舒适感。但局部麻醉剂有可能会造成心率加快、局部血肿和张口受限等并发症，但多可自行缓解。注意询问患者的全身状况。

2. 充填治疗中医患沟通的要点　治疗过程中可酌情停止治疗操作，询问患者感受，一方面了解诊疗过程是否安全，另一方面可以让患者感觉到人文关怀。如患者治疗中反映酸痛感较严重，可建议患者选择局部麻醉，增加诊疗舒适度。而对于深龋，去除龋坏组织，能够正确判断牙髓状况后，要再次和患者确认诊疗计划，以加强沟通，让患者充分了解自己的诊疗内容。

3. 充填治疗后医患沟通的要点

（1）如果为银汞合金充填，应嘱患者 24 小时内勿用充填治疗的一侧咀嚼。

（2）告知患者所有的充填体都有脱落可能，脱落后可视情况再行充填治疗。

（3）告知患者患牙会出现轻微酸痛症状，在 1~2 周后会自行好转。

（4）对于深龋患牙，须告知患者若出现自发痛、夜间痛和严重的冷热刺激痛的情况，应及时复诊。

可以印制以下的《充填治疗术后健康教育》科普宣传单，在术后由护理人员交由患者，便于其更好地遵医嘱，也是一种很好的沟通模式。

充填治疗术后健康教育

1. 充填治疗术后 2 小时内不可以进食，24 小时内不可用治疗的一侧进行咀嚼，避免黏性过大的食品。如果龋齿（蛀牙）很深，充填治疗术后 2 周内不建议吃太冷或太热的食物，以免刺激牙髓，造成疼痛感。

2. 充填治疗术后当天，如果充填材料为富离子类或银汞合金，则患者在 24 小时内不可刷牙，树脂类充填者可轻刷牙。

3. 治疗术后数日至数周内，患牙有轻微冷热敏感症状多属于正常反应，一般可自行缓解。若症状一直存在，则可考虑使用市面上出售的一些抗敏牙膏，一般使用 1 个月左右症状会有所改善。若长期无好转，或出现冷热刺激痛、自发痛、夜间痛，请及时来院复查。

4. 树脂类充填术后，进食有色饮料或食物后及时刷牙漱口，避免树脂充填体染色。如若出现充填体染色，应及时就诊进行维护。

5. 要注重口腔卫生维护，日常生活中要注意早晚刷牙、饭后漱口、定期口腔体检及口腔洁治等，防止龋齿的再形成。

4. 充填治疗医患沟通的难点

（1）深龋的医患沟通：深龋的充填治疗是本章医患沟通的难点。因为龋病发展到牙本质深层，牙髓很容易被外界（包括机械、温度、化学和龋损牙本质的细菌及其代谢产物）所激惹。治疗深龋时，如处理不当也容易造成牙髓的损害。正因为对于一些深龋，需要将大部分龋坏组织去除后才能正确评估龋坏程度，并且深龋的转归可能有三种预后，因此深龋治疗需要加强医患沟通，避免医患纠纷。

在排除了不可复性牙髓炎和牙髓穿孔的情况后，根据近髓牙本质厚度、牙髓状态以及患牙软龋能否去净，采取不同的治疗方法：

1）对于无自发痛、激发痛不严重、刺激去除后无延缓痛、能去净龋损牙本质、近髓牙本质厚度超过 0.5 mm、牙髓基本正常的患牙，多数情况下可一次完成树脂充填治疗，即窝洞预备后，行复合树脂修复术。

2）对于软化牙本质不能一次去净、牙髓 - 牙本质反应能力下降、无明显主观症状的深龋可采用间接盖髓术（indirect pulp capping），即用具有消炎和促进牙髓 - 牙本质修复反应的盖髓制剂覆盖于洞底，促进软化牙本质再矿化和修复性牙本质形成，保存健康牙髓。

3）去龋过程中一旦牙髓暴露，则去净软化牙本质，通常穿髓孔直径不超过0.5 mm 可采用直接盖髓术（direct pulp capping），即用盖髓剂覆盖于牙髓暴露处，以保护牙髓，保存牙髓活力。

间接盖髓术与直接盖髓术合称为盖髓术（pulp capping），是一种活髓保存的方法，即在接近牙髓的牙本质表面或已暴露的牙髓创面上，覆盖能使牙髓组织修复的制剂，以消除病变、保护牙髓。

因此，深龋治疗会有以下三种预后，需要在治疗前和患者充分沟通和交代：①去除龋坏组织后未发现穿髓孔，则行间接盖髓术。如果患牙治疗后无疼痛，则表示保髓治疗成功；②去除龋坏组织后未发现穿髓孔，则行间接盖髓术，但患牙治疗后出现牙髓炎症状，表示保髓治疗失败，须进一步行根管治疗；③去除龋坏组织后发现穿髓孔，不能行保髓治疗，须进一步行根管治疗。

（2）并发症的处理：充填治疗过程中或术后可能发生的并发症包括：①意外穿髓；②充填后牙髓性疼痛；③充填后牙周性疼痛；④充填体折断、脱落；⑤牙齿折裂；⑥继发龋等。当并发症伴发有局部肿胀、咬合痛、自发痛等症状时，患者会出现焦虑、烦躁等不良情绪，并表示出对治疗质量的怀疑。这时医师首先应迅速作出最妥善的处理，如及时安排患者复诊，请有经验的高年资医师会诊等。其次根据并发症的预后，及时与患者沟通解释，做好医患沟通。

二、根管治疗各阶段医患沟通的要点与难点

1. 根管治疗前医患沟通的要点

（1）病史询问：病史询问是构建良好医患沟通的开始，病史的询问主要通过语言沟通来完成。在实际临床情境中，多数是以对话的形式，即一问一答的形式。对于就诊牙体牙髓病科的患者，如果伴有剧烈疼痛症状，特别要注意，沟通过程须尽量简洁、高效和亲切温和。要迅速地提取患者的就诊意图，对诊疗过程达成共识，并安抚患者情绪，才能为后继治疗过程构建良好沟通的基础。通过问诊，既能帮助诊断，也能缓解患者的情绪，帮助患者对医师建立基本的信任。

在询问和记录病史过程中首先应注意主诉症状的特征、程度、性质、发作时间的规律、加剧或减轻的因素、部位。对患者是否患有高血压、糖尿病、心脏病等全身疾病应详细询问。女性患者应注意询问妊娠和备孕状况，因为根管治疗过

程中多须采用局部麻醉来控制治疗过程中的疼痛。

（2）疾病的诊断：临床上疾病的诊断主要根据病史、临床检查和辅助检查等，这就需要进行问诊、视诊、探诊、牙髓活力温度测验、X线检查及透照等检查。检查过程中医师应耐心、细致、动作轻柔，必要时告知患者检查可能带来的不适感，以缓解患者的紧张情绪。

医师应根据患者提供的症状及各种临床检查结果对患牙牙髓的病损程度及恢复能力作出正确的估计，从而判断哪些患牙可通过实施一些保护性措施来消除临床症状并保持生活状态；哪些患牙则必须摘除牙髓以停止病变进一步发展。医师应作出正确的牙位诊断和疾病程度诊断。

根据临床表现和治疗预后，牙髓病分为以下几种：

1）可复性牙髓炎。

2）不可复性牙髓炎：①急性牙髓炎（包括慢性牙髓炎急性发作）；②慢性牙髓炎（包括残髓炎）；③逆行性牙髓炎。

3）牙髓坏死。

4）牙髓钙化：①髓石；②弥漫性钙化。

5）牙内吸收。

根尖周病分为以下几种：①急性根尖周炎；②慢性根尖周炎。

（3）治疗方法：在治疗前，首先告诉患者根管治疗术是目前治疗牙髓病和根尖周病的最有效、最常用的方法，以增强患者的诊疗信心，并告知根管治疗过程精细和复杂，一般由首诊医师完成整个治疗过程。根管治疗是采用专用的器械和方法对根管进行清理、成形（根管预备），有效的药物对根管进行消毒灭菌（根管消毒），最后严密填塞根管（根管充填），并行冠修复，以控制感染、修复缺损，促进根尖周病变的愈合或防止根尖周病变发生。

根管治疗是一个复杂而精细的过程，要注意告知患者以下细节内容：

1）诊疗次数：根管治疗多需要复诊，一般2~3次，每次间隔1周左右。

2）根管治疗一般需要拍摄3张X线片，包括术前片、试尖片和术后片。复杂病例需要拍摄更多的X线片或者CT。

3）根管治疗的成功率约为80%，治疗失败的患牙可以考虑行根尖外科手术或拔除。

4）根管治疗后的患牙抗折断能力降低，咬硬物时易发生劈裂而导致拔牙，尤其是隐裂牙，故需要转诊于修复科进行冠保护。

5）根管系统的解剖较为复杂，会有弯曲、细窄、钙化阻塞等，这些情况会增加根管治疗的复杂性，有时需要牙科显微镜的辅助治疗，会增加治疗时间和费用，并会发生器械滞留和侧穿等并发症，这些并不属于医疗事故。这就要求医师在实施根管治疗前对并发症要有一定的交代，做好预防性的医患沟通，让患者有面对并发症的心理准备。

6）根据不同的牙位和根管数量，根管治疗所需的费用不同。可以提供以下的根管治疗须知（附 2-3）给患者签署，一方面可以让患者更进一步地了解根管治疗，加强沟通，另一方面也是对诊疗过程安全性的保障。

（4）麻醉药的选择：告知根管治疗过程中多须采用局部麻醉，如果患牙仍有活髓的存在，或是为了缓解放置橡皮障、根管预备和根管充填过程中不可避免的不适感，为了取得舒适化的治疗效果等情况，因此在术前医师要询问患者的全身状况，并告知局部麻醉药有可能会造成心率加快、局部血肿和张口受限等并发症，但多可自行缓解。

2. 根管治疗中医患沟通的要点　治疗过程中可酌情停止治疗操作，询问患者感受，一方面了解诊疗过程是否安全，另一方面可以让患者感觉到人文关怀。如果患者治疗过程中疼痛和不适感较严重，可建议患者选择局部麻醉，增加诊疗舒适度。

现在根管治疗多需要放置橡皮障，术前要告知患者放置橡皮障的意义，尤其是保护患者的作用，让患者从心理上易于接受橡皮障，同时还可以了解患者有无橡胶过敏史。

3. 根管治疗后医患沟通的要点

（1）根管治疗复诊每次间隔 1 周左右，最好按时复诊，不能按时复诊可以电话联系医师改约时间（图 2-7）。

（2）在复诊间隔期，勿用患牙咀嚼食物，防止暂封物脱落或牙齿折裂，特别是隐裂牙。

（3）每次治疗后 2~3 天患牙可能会有疼痛等不适症状，若症状较轻可以自行观察，若出现局部肿胀和剧烈疼痛可及时复诊或于夜间急诊科处理。

（4）根管治疗完成后的患牙抗折断能力降低，咬硬物时易发生劈裂而导致拔牙，尤其是隐裂牙，故需要及时于修复科进行冠保护。

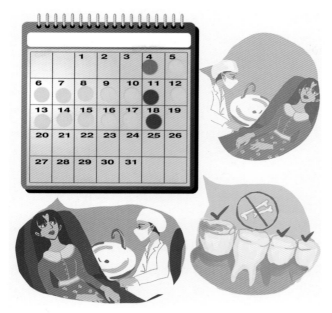

图 2-7 根管治疗的诊疗周期

可以印制以下的《根管治疗术后健康教育》科普宣传单，在术后由护理人员交由患者，便于其更好地遵医嘱，也是一种很好的沟通模式。

根管治疗术后健康教育

1. 牙体组织失去牙髓后会逐渐变脆，在根管治疗期间、行冠修复之前应避免用患侧牙咀嚼，尽量使用对侧牙进食。

2. 根管治疗术后可能出现不同程度的不适感，属正常现象。若无明显肿痛，轻度不适感会在治疗后 2~3 天消失。若出现较明显的肿胀或疼痛，伴有局部肿胀或全身反应者，应及时就医复诊，遵医嘱服用抗生素或止痛药。

3. 银汞合金充填患者 2 小时内禁饮食，24 小时内禁饮热水，避免用患侧咀嚼食物，禁咬硬食；复合树脂充填的患者 2 小时内禁饮食，2 小时后可以适当吃一些清淡、温和的流食及半流食。

4. 为防止材料微渗漏及牙体崩裂，根管治疗术后 1 周后尽快进行冠修复。若长时间未做修复体，则充填材料可能发生松动或脱落，产生微渗漏，影响治疗效果。

5. 日常生活中要注重口腔卫生维护，定期口腔检查。

4. 根管治疗医患沟通的难点

（1）隐裂牙的医患沟通：隐裂牙因为有术中折裂风险和术后远期效果不良的可能，如隐裂进一步发展造成的根分叉病变、根折等，因此需要医师对这些问题提高警惕，加强医患沟通。

可以提供以下的隐裂牙根管治疗知情同意书（附 2-3）给患者签署，一方面可以让患者更进一步地了解隐裂牙根管治疗的特殊性，加强沟通，另一方面也是对诊疗过程安全性的保障。

（2）术后并发症的处理：根管治疗过程中或术后可能发生的并发症包括：①根管治疗后疼痛；②根管治疗中的器械分离；③髓腔壁穿孔；④口腔软硬组织损伤；⑤治疗器械的误吞与误吸；⑥根管治疗后的牙折与根折等。当并发症伴发有局部肿胀、咬合痛、自发痛等症状时，患者会出现焦虑、烦躁等不良情绪，并表示出对治疗质量的怀疑。这时医师首先应迅速作出最妥善的处理，例如及时安排患者复诊，请有经验的高年资医师会诊等。其次根据并发症的预后，及时与患者沟通解释，做好医患沟通。

附 2-1 牙体牙髓病科医患沟通正误案例视频

在与患者问诊、交流的过程中须注意：

1. 医师和患者位于可以面对面亲切交流的坐位。

2. 可通过眼神交流和多种肢体语言获得患者的信赖和认可。

3. 医师应具备同理心，进行口腔检查前要提前告知可能的不适。

4. 耐心倾听患者的疑问和诉求。

5. 用通俗易懂的语言向患者解释病情和治疗计划，并恰当借助文字资料。

附 2-2 情景模拟训练案例

龋病患者的医患沟通

患者因左下后牙咬物酸痛就诊。临床检查为左下第二前磨牙远中深龋，冷诊敏感，不持续，叩诊（—），X线片示龋坏近髓，根尖未见明显异常。拟给患者进行充填治疗，在治疗前该如何和患者沟通？

情景1：男性，25岁，工作比较忙，强烈要求一次完成充填，因为不想花时间复诊。

情景2：女性，58岁，要求仅仅充填，因为舍不得做根管治疗的钱。

情景3：男性，35岁，大学教师，在网上了解到牙神经的作用，认为牙神经杀死了，牙齿就死了，自觉尽量保留牙神经比较好。

情景模拟评分要点见表2-1。

表2-1 情景模拟评分要点

考核内容	分值	得分	点评与备注
称呼与礼貌	10		
倾听并理解	10		
向患者解释龋病行充填治疗的重要性	10		
向患者传递尽量保留牙髓活力的理念	10		
交代深龋治疗可能会出现的三种预后情况	20		
交代治疗相关费用，包括充填治疗和根管治疗	20		
交代局部麻醉药的使用	10		
交代充填物脱落的问题	10		
总分	100		

评分依据和要点：

1. 龋病形成的窝洞不能自行修复，想要终止龋病的发展，首先要去除龋坏组织，然后用合适的材料进行充填。目前，多选用美观的复合树脂材料进行充填。

2. 医师在治疗过程中会以尽量保留健康牙髓为原则，因为有活力的健康牙髓给牙齿提供营养和感觉功能，根管治疗后牙齿变脆弱，易折裂。但保髓治疗有可能造成术后疼痛和复诊次数的增加。

3. 该案例涉及深龋的治疗，对于深龋的治疗主要的医患沟通要点在于和患者沟通深龋治疗效果的不确定性。因为治疗中需要将大部分龋坏组织去除后才能正确评估龋坏程度，治疗后还需要观察牙髓状况。可能会有三种预后：①若去除龋坏组织后未发现穿髓孔，则行间接盖髓术；若患牙治疗后无疼痛，则表示保髓治疗成功；②去除龋坏组织后未发现穿髓孔，则行间接盖髓术，但患牙治疗后出现牙髓炎症状，表示保髓治疗失败，须进一步行根管治疗；③去除龋坏组织后发现穿髓孔，不能行保髓治疗，须进一步行根管治疗。

4. 交代充填治疗的相关费用，并要交代如果要行根管治疗，则费用会有所增加。

5. 深龋治疗过程中牙齿会有不同程度的酸痛感，患者可选择局部麻醉。患者应告知医师自己的全身情况，以保证麻醉过程的安全性。局部麻醉药有可能会造成心率加快、局部血肿和张口受限等并发症，但多可自行缓解。

6. 充填物脱落问题。

附2-3 牙体牙髓治疗相关知情同意书

根管治疗术须知

尊敬的患者（或家属）：我们会根据您的疾病情况为您制订最适合您的治疗方案，尽一切努力诊治您的病痛。同时我们也需要您的积极配合以达到理想的治疗效果。由于目前的医疗技术和条件的局限，对一些无法避免的机体反应和手术并发症，希望就诊的患者了解、理解。为依法维护医患双方的合法权益，特告知根管治疗可能出现的并发症及注意事项，以便您了解病情并作出选择。

1. 根管治疗是目前国际上普遍采用的治疗牙髓及根尖炎症最有效的方法，过程较为复杂，费用较高，而且根据牙齿位置的不同、根管数量的不同费用有所差异。

2. 治疗过程中为了缓解疼痛，需要配合局部麻醉。请如实告知您自己的全身情况，以便医师为您选择适当的麻醉方法。注射局部麻醉药后短时间内可能会有心率加快等不适症状，一般平卧后可自行缓解。局部麻醉有可能导致局部血肿和张口受限，一般也可自行缓解，冷敷或理疗可以促进症状减轻。

3. 根管治疗过程中一般需要进行牙髓失活或封药消毒1~2周。封药后一定要遵医嘱按时复诊。在此期间，可能出现疼痛等不适症状，多属于正常封药反应。若无严重疼痛，可按预约时间复诊。若疼痛较为剧烈，伴有局部肿胀和全身反应，又非门诊时间，可到急诊科就诊处理。

4. 根管治疗一般需要经过根管预备、封药、充填和拍摄多张X线片等步骤，共2~3次或多次才能完成，如出现感染未控制或治疗反应大则须增加治疗次数。

5. 为保证根管治疗的效果，根管治疗一般由首诊接诊医师完成整个治疗过程。

6. 根管治疗时如遇到复杂根管：弯曲、细窄、钙化阻塞、侧穿、曾行不良根管治疗或其他特殊情况时，治疗难度和风险增大，需要使用特殊器械和材料，治疗的时间和费用也会相应增加。复杂根管治疗中偶尔可能发生器械分离，对于取不出的器械，可以作为根管充填材料的一部分留在根管中，不会对机体有害。

7. 牙髓治疗后的牙齿（尤其是隐裂牙）抗折断能力降低，易劈裂而导致拔牙。治疗后请避免使用患牙咀嚼硬物，并遵医嘱及时行全冠或桩核冠修复。

8. 牙髓治疗后，机体有一个修复过程，在一段时间内（少则1周，多则数月），有些人会感觉患牙不适。如果情况不是逐渐加重，可采取观察的方法，或遵医嘱及时复查。

9. 对常规根管治疗术无法治疗或治疗失败的病例，可试用根尖手术的方法继续治疗，必要时需拔除。

在接受治疗前请您仔细阅读相关的知情内容，我们需要在您同意并理解医生提出的治疗方案的基础上才予以实施。

×××××× 医院牙体牙髓病科

患者姓名：_____ _____ 年 ___ 月 ___ 日

隐裂牙根管治疗知情同意书

患者姓名 _____ 性别 _____ 年龄 _____ 门诊号 _____

尊敬的患者（或家属）：我们会根据您的疾病情况为您制订最适合您的治疗方案，尽一切努力诊治您的患牙。同时我们也需要您的积极配合以达到理想的治疗效果。由于目前的医疗技术和条件的局限，对一些无法避免的机体反应和手术并发症，希望就诊的患者了解、理解。为依法维护医患双方的合法权益，特告知隐裂牙根管治疗可能出现的并发症及注意事项，以便您了解病情并作出选择。

1.牙齿之所以会发生隐裂，主要是由于牙齿结构发育或磨损而存在某些较薄弱的部位，这些薄弱部位本身抗裂强度低，但往往又是牙齿咀嚼食物时承受力量最集中的部位，因此在咀嚼硬物或受到较大力量时这些部位会产生裂纹。

2.较深的裂纹会引起牙髓的反应，这时需要对患牙进行根管治疗后并尽早冠修复才有可能保留患牙。有极少数患牙甚至在系列治疗完成后仍有咬合不适。

3.根管治疗一般需要经过根管预备、封药、充填和拍摄多张X线片等步骤，共2~3次或多次才能完成，如出现感染未控制或治疗反应大则须增加治疗次数。

4.在整个治疗过程及约诊期间，牙齿随时可能完全裂开。医师会降低患牙咬合以减小牙齿受力，患者也须特别注意，勿用该牙咬物。一旦牙齿完全裂开，只能拔除。已实施的治疗所产生的费用将由患者自行承担。

在接受治疗前请您仔细阅读相关的知情内容，我们需要在您理解医师提出的治疗方案并签字同意手续的基础上，才予以实施。

患者（家属／监护人）签字 _____，_____ 年 ___ 月 ___ 日

经治医师签字 _____，_____ 年 ___ 月 ___ 日

参考文献

[1] 周学东. 牙体牙髓病学[M]. 5版. 北京: 人民卫生出版社, 2020.

[2] 孙卫斌, 王磊. 口腔临床医患沟通[M]. 北京: 人民卫生出版社, 2019.

[3] HARGREAES K M, BERMAN L H. Cohen's pathways of the pulp[M]. 11th ed. St Louis: Mosby, 2016.

[4] INGLE J I, BAKLAND L K. Endodontics[M]. 5th ed. Hamilton: BC Decker Inc., 2002.

（王　娟）

第三章

牙周病科医患沟通

　　牙周病是患病率最高的两大口腔疾病之一，牙周炎症导致的牙齿松动、脱落、咀嚼功能降低，不仅影响正畸、种植、修复治疗的效果，也会影响发音、颜面美观，乃至患者的心理健康，未经控制的牙周炎症还与糖尿病、心血管疾病、早产/低出生体重儿、肠道肿瘤、阿尔茨海默病等全身疾病相关。如何与牙周病患者进行有效的医患沟通，不仅是牙周专科医师，也是其他口腔专科医师、全科医师，乃至非口腔专业的临床医师需要面对的日常工作。

第一节 牙周病与牙周治疗的特点

作为一种口腔常见的慢性病，牙周病的疾病特征决定了其治疗过程的一些特殊性。

一、疾病发展与治疗的长期性

牙周炎是一种慢性感染性疾病，病变呈静止期和活动期持续交替发展。牙周治疗包括基础治疗、手术治疗、修复治疗和维护治疗四个阶段（图 3-1）。经过积极完善的前三期治疗后，牙周维护治疗常须贯穿终身。只有通过定期检查，终身维护，才能获得长期的理想疗效，这在介绍治疗计划时，就需要向患者明确，使之理解，并在医疗实践中始终贯彻执行。

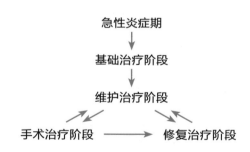

图 3-1 规范化的牙周系统治疗

二、正确认识牙周治疗的目标与疗效

制订合理、可实现的治疗目标，有助于提高患者对治疗的满意度，前期疗效的实现也有助于推动患者更积极地参与到后续牙周治疗中。

牙周治疗的目标是有效控制菌斑和其他局部致病因素，消除炎症及其导致的出血、疼痛等不适症状，促进组织不同程度的修复、再生，恢复牙周组织的生理形态，重建稳定、具有良好功能的牙列，并在一定程度上满足美观需求。上述目标层层递进，在现有的治疗水平下，并非所有患者都能实现上述所有目标。在与牙周患者进行初次医患沟通、介绍治疗计划和确定治疗目标时，应根据不同患者病情的严重程度、局部与全身促进因素控制的水平，制订个性化的治疗方案和切实可行的治疗目标。对某些患者而言，上述所有目标都可能实现，而对另一些患者而言，即便经过系统完善的牙周治疗，炎症可以控制，功能与美观却未必可以恢复到患病前。彻底治愈疾病几乎是所有患者的希望，然而对于治疗不切实际的希望却可能导致更大的失望，进而放弃治疗。医师既要帮助患者确定恰当的治疗目标，对于患者无法实现的治疗目标，也应在同理心基础上，给予充分的关怀与劝慰。

无论是否所有的治疗目标都能实现，医师和患者都要树立对牙周治疗的信心，大量循证医学的证据表明，绝大多数的牙周炎患者，经过系统完善的牙周治疗，可以控制症状，并获得一定的功能恢复，疗效不佳的难治性牙周炎只是极少数。医师如果对疾病的治疗缺乏信心，容易将负面悲观的情绪传递给患者，患者则更难建立起对疾病治疗的信心。

三、患者依从性在牙周治疗中的作用

牙周炎早期可能仅仅表现为牙龈红肿出血，此时治疗方法简单，治疗效果较好，但患者就医的意愿往往并不强烈。一旦疾病经过积极主动的治疗，症状缓解，完成了牙周手术和缺失牙的修复，咀嚼功能和美观恢复，患者又容易懈怠，不能长期坚持维护治疗，再次就医时，往往再一次发展到牙齿松动，咀嚼无力，治疗效果不佳，甚至可能需要拔牙。

患者的依从性在一定程度上取决于自身受教育的程度、经济水平、就诊时间的个人支配度等因素，但也与医患间的成功交流密切相关。成功的医患沟通和口腔健康教育能使患者理解定期复查复治在牙周治疗中的重要性，提升患者对长期治疗的依从性。

四、牙周治疗是医患互动的过程，双方的努力缺一不可

在牙周治疗的每个环节中，患者的主动性都不可或缺，患者要对医师的要求做出积极主动的回应。一般而言，惰性是人之常性，大多数患者都将疾病的治疗

希望寄托于药物或手术，而将自己置于治疗中被动接受的位置。但牙周治疗与其他治疗不同，每日常规的口腔卫生维护需要患者自己动手实施，它的质量在很大程度上决定了牙周治疗的成败，且非其他牙周治疗手段可以取代。口腔健康教育绝不仅仅只是教患者如何刷牙、如何用牙线，医师应通过口腔健康教育，使患者了解疾病的特征、治疗目标与治疗计划，明确自身的主动性和依从性在治疗中的重要作用。离开了患者的配合与努力，所有的牙周治疗都是空中楼阁。在牙周治疗中，医师与患者是并肩作战的战友。

第二节　牙周病患者的身心特点

牙周病的慢性病特征，以及牙周治疗的长期性、有创性，使牙周病患者具备了一些独特的身心特点，这些特点将在不同程度上影响治疗计划的实施和最终疗效。

一、回避与拖延

牙周炎是一种慢性感染性疾病，早期可能仅仅表现为牙龈红肿出血，即便某一两颗牙松动，甚至脱落，患者仍然可以用其他牙齿咀嚼，而对日常生活没有明显影响，因此患者就诊的意愿可能不强，常常拖延不治。当病情加重、出现多颗牙齿松动时，可能又因为害怕拔牙而回避就诊。这样的拖延与回避，严重耽误了疾病的早期治疗，导致疗效不佳。

二、对有创治疗的恐惧与不安

牙周治疗多为有创治疗，洁牙与刮治可能使患者感到酸痛不适，超声的低频噪声可能加重患者的恐惧、紧张与不安。牙周手术治疗后的创口肿痛，对进食与日常口腔卫生维护的影响，可能干扰患者正常的工作、学习和生活，术后的牙龈退缩，亦可能使患者在相当长的一段时间内冷热敏感。上述不适可能给患者带来负面的心理暗示，使其对牙周治疗产生本能的排斥。

三、对拔牙的抗拒

牙齿松动后，大部分患者都希望尽可能通过治疗，保存天然牙。当患牙无法保留需要拔除时，患者对拔牙的畏惧可能促使他们强烈要求进行违背治疗原则的姑息处理，甚至造成他们对整个牙周治疗计划的排斥。

四、信任他人，而不是医师

在自媒体日益发达的今天，患者获取信息的渠道是多样化的。自媒体医疗信息的科学性参差不齐，错误不实的信息、他人不良的就诊体验都可能对患者的内心造成冲击，影响其接受医师正确的治疗计划。此外，部分患者可能更趋向于信任亲朋好友的经验与感受，而不是信任素昧平生的医师。

五、因惰性而寄希望于医师和药物

部分患者就医后，由于自身的惰性，将治疗的希望完全寄托于医师高超的医疗技术和价格昂贵的药物，而不愿自己认真刷牙和做好邻面清洁卫生，以及定期复查复治。

六、长期／终身治疗，难以坚持

牙周维护治疗常常需要贯穿终身，定期复查复治，良好口腔卫生的维护也需要患者的长期坚持。但是，症状缓解后，相当一部分患者容易产生消极懈怠心理，难以坚持长期／终身的牙周治疗。

第三节　牙周治疗各阶段医患沟通的要点与难点

牙周治疗包括基础治疗、手术治疗、修复治疗和维护治疗四个阶段，在不同阶段的临床场景中，医患沟通的难点与冲突各不相同，但也具有一些共性化的特征。

一、基础治疗

1. **口腔卫生宣教的互动性** 口腔卫生宣教是帮助患者建立良好口腔卫生习惯的重要措施，同时有助于初步建立良好互信的医患关系。"面对面，手把手"的口腔卫生宣教有助于帮助医师在见面之初就获得患者的信任。与独自面对冷冰冰的视频相比，互动式宣教更容易拉近医患初次接触时的距离，这种良好的第一印象将是未来长期的牙周治疗中建立和谐医患关系的一个良好开端（图 3-2）。

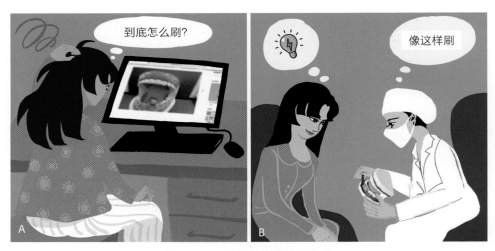

图 3-2　口腔卫生宣教的互动性
A.冷冰冰的视频；B.互动式宣教

2. **正确认识牙周治疗的疼痛与术后不适** 牙周治疗多为有创治疗，洁牙后常见牙齿冷热敏感，牙周手术后可能出现牙龈退缩、牙间隙增大、食物嵌塞，以及暂时性的牙齿松动度增加等症状。这时，治疗前的沟通显得尤为重要，应使患者充分认识，并理解治疗后可能产生的疼痛与不适，然后再开始治疗。治疗前的一句交代，可能胜过治疗后亡羊补牢的千言万语。

3. **患牙的保留与拔除** 最大限度地保留天然牙是牙周医师和患者的共同目标。但是，在医患沟通的过程中，医患双方都应该明确：治疗目标应更注重长期疗效，而不仅仅是短期内某些症状的改善，应更多地关注整体牙列的稳定、功能与美观，而不是纠结于个别牙的保留与否。有时候，患者的治疗意愿可能和治疗原则存在一定矛盾。一味迁就患者，可能丧失医师在治疗中的主动地位和治疗的科学性；生硬地拒绝患者诉求，又将造成患者对治疗的排斥。因此，在制订治疗计划时，需要针对患者的受教育程度、理解能力和关注点的不同，与患者进行有针对性的沟通，站在患者的角度，为其分析拔牙的利弊，用通俗易懂的语言使患者接受治疗的原则与理念，实现尊重患者的选择权和尊重治疗原则的和谐统一。

4. 全身疾病的控制　牙周炎与糖尿病、心血管疾病、吸烟等全身因素有密切的关系，部分牙周病患者有家族聚集性，了解患者既往的口腔治疗史、全身病史、用药史和家族史，有助于帮助医师做出正确的诊断，并制订个性化的治疗方案。患者可能并不了解全身疾病对牙周炎发生发展的影响，以及牙周炎对全身疾病转归的影响，对患者进行必要的科普知识介绍，既有助于提高牙周治疗的疗效，也有助于拉近医患关系，让患者感受到医师扎实的医学知识、对患者的人文关怀和耐心细致的工作作风，从而建立友好融洽的医患关系。

5. 治疗后复查　牙周治疗后 1~3 个月需要复查，评估前期基础治疗的疗效，制订后续治疗计划。经过积极完善的基础治疗，患者牙龈红肿、出血的症状可能明显改善，部分患者复诊的意愿可能已不如初诊时强烈，经过 1~3 个月这么长时间的观察期，患者能否按时复诊，这是对其依从性的一个挑战，也是对前期医患沟通和口腔健康教育效果的一个考验。此时，对于失访的患者，医师应变被动等待为主动出击，可通过电话、短信、微信等形式与患者交流，了解患者失访的原因，告知其复查的内容和重要性，主动提醒患者就医。这也是新形势下，获得牙周治疗的长期疗效、改善患者就医体验、提升医疗服务水平的有效举措。

二、手术治疗

牙周手术治疗是第二阶段的牙周治疗，通常在第一阶段牙周基础治疗后 1~3 个月时，对患者的牙周状况进行再次评估，此时仍有探诊深度超过 5 mm 的深牙周袋，且探诊出血、牙龈或骨形态不良、膜龈关系异常的部分患者需要进行牙周手术治疗。与牙周基础治疗相比，手术治疗费用高，患者对手术治疗寄予的希望也更大，然而手术治疗创伤更大，对日常工作生活的影响大，可能的风险也更高。因此，更需要与患者进行深入细致的沟通。

1. 正确认识手术治疗　牙周基础治疗、再评估和维护治疗是每一位牙周炎患者都需要进行的治疗，只有符合适应证的少数患者才需要进行手术治疗。术前，应使患者对手术治疗的适应证、可能达到的治疗效果、可能的并发症与不良反应有全面、充分的认识。部分患者对牙周手术治疗的认识可能存在误区，医师需要依据不同患者的实际病情制订个性化的牙周治疗方案，在解释治疗方案，尤其是手术治疗方案的过程中，要充分考虑患者的认知水平和对牙周治疗效果的期望值，学会应对不同心理状态的患者。

任何治疗都有其适应证和禁忌证，牙周手术治疗也不例外，部分患者认为"手术万能"，不愿意拔除应该拔除的松动牙，而寄希望于手术治疗挽救原本保留无望的患牙。面对这样的患者，医师应采用通俗易懂的语言向其解释手术的适应证，说服患者放弃对手术治疗不切实际的幻想或对疗效过高的期望值，同时分析拔牙的利弊和对牙列整体预后的影响。医师应具有同理心，站在患者角度，耐心为其分析不同治疗方案取舍的原因，劝导患者接受科学的治疗方案，而不是生硬地拒绝手术。

还有一些患者希望手术治疗后能恢复患病前的咀嚼和美观功能。牙周手术治疗的目的是在直视下，彻底清除根面的菌斑、牙石和病变组织，减少炎症复发，同时矫正软硬组织缺陷，恢复生理外形与美观，并促进牙周组织修复、再生和功能。需要指出的是，牙周组织的破坏通常是不可逆的，对于术前软硬组织破坏程度已较为严重，或者存在难以纠正的局部或全身促进因素的部分患者，比如未行矫正治疗的严重错𬌗畸形患者，其功能与美观的恢复可能仅仅只是一定程度的，在现阶段，并不能如某些患者所期望的那样完全恢复到术前水平。医师应通过对患者病情的分析，结合既往病例手术效果的展示，使患者将对牙周手术治疗的期望值放到一个科学、合理的水平，避免术前不切实际的希望最后演变成对术后疗效的失望，甚至产生不必要的医疗纠纷。

部分患者将牙周手术视为"洪水猛兽"。牙周手术后，可能出现一系列的不适，如牙龈退缩导致的冷热敏感、食物嵌塞、暂时性的牙齿松动加重，以及可能的术后创口不适，影响正常咀嚼等，导致患者畏惧手术，谈术色变。部分患者听到手术，就联想到心脏手术、肿瘤手术等全身大手术，一听手术治疗计划就断然拒绝。面对这样的患者，医师需要耐心地解释手术过程，可与患者相对熟悉的智齿拔除、种植手术等门诊手术类比，让患者了解手术创伤的大小，对工作、生活影响的程度，消除患者顾虑；对可能出现的术后不适，提前告知患者应对的方法，并客观地为患者解释手术的必要性，结合患者的病情、经济承受能力，以及对疗效的期待值，制订最适合的个性化手术方案。

2. 术后维护与注意事项的交代　牙周手术后，需要全面细致地向患者交代术后注意事项、口腔卫生维护的方法、用药的剂量与时间等问题。对未成年患者与老年患者而言，需要同时向患者本人及家属交代术后医嘱，重要的注意事项应在病历中留有记录。最后，和患者预约拆线时间。

不同的牙周手术，术后的不良反应可能不完全相同。术后维护与注意事项可通过诊疗告知书的形式一一列出，交给患者留存。但是，不同患者术后不适或不良反应的程度不尽相同，不同患者对于上述不良反应的承受能力亦不完全相同。医师可通过电话、微信等形式，与患者保持互动。对可能的不良反应和患者疑问的及时响应，是保证手术效果的需要，也是进一步建立和谐互信的医患关系的需要。对牙周炎患者而言，牙周手术的结束并不意味着治疗的结束，它可能是后期更复杂的修复治疗的开始，也可能是更长期的牙周维护治疗的开始，医患间及时有效的良性互动应贯穿医患沟通的全过程，尤其是在患者术后最不适、最需要帮助的时刻。

三、修复治疗

与基础治疗、手术治疗和维护治疗不同，修复治疗更加个性化。活动义齿、固定义齿和种植义齿可能都是备选的修复方案，需要医师依据患者牙齿缺失和牙周炎症控制的情况、患者对功能和美观恢复的要求、就诊时间的便利程度，以及自身的经济承受能力与患者进行协商，制订最适合患者的修复治疗方案。在这个过程中，患者的参与程度远远超过其他 3 期牙周治疗。应向患者介绍各种修复方案的利弊。医师既要做出合理的建议，也要充分尊重患者的选择权。

在上述过程中，修复时机和修复方式的正确选择，既需要牙周医师与患者的沟通，也需要牙周医师与其他相关专业医师的充分沟通。在专业日益细化的今天，专科医师受自身专业的限制，其制订的治疗方案可能存在一定的局限性。患者和修复医师看到的是牙齿或牙列缺失，往往希望尽早完成修复治疗；而牙周医师看到的往往是牙周感染还没有控制，口腔卫生维护的能力尚有待提高，又常常希望患者和修复医师等待时机。在考量某些患牙拔除与否时，更需要同时考虑牙周感染的控制情况、患牙的长期预后，以及修复设计的需要。不同学科医师的相互沟通非常重要，优秀的治疗团队应对患者发出一致的声音，而不是让患者犯迷糊。

四、维护治疗

做好维护治疗是牙周治疗的疗效能否持久的重要保证，需要患者的长期坚持。患者往往坚持治疗1年或2年容易，但坚持终身困难。口腔卫生的维护也是如此，相当大一部分患者在基础治疗和手术治疗期能很好刷牙，坚持邻面菌斑的良好控制，一旦修复治疗完成，或完成后一两年内疗效尚可，便以为牙周炎已痊愈，放松了自我菌斑的控制和定期复查，导致前期诊疗的疗效尽失，再次复诊时，往往牙齿再次松动，需要拔牙或再次进行频繁积极的牙周治疗。

医师需要告知患者维护治疗的重要性，并将其转化为患者主动复诊的内在动力；让患者了解定期复查的目的、内容、时间间隔、费用和收益，使其能合理地安排复诊时间；每次复诊时，对于口腔卫生维护良好的患者要及时给予鼓励，而对于维护不佳的患者，则应有针对性地给予改进的建议，不是笼统地说"好好刷牙""定期复查"，要具体指出哪个部位刷得不好，应该如何刷，牙刷是否需要更换，是否需要增加牙缝刷的使用等，下一次复诊究竟是半年后，还是3~4个月后。对于失访的患者，可通过电话、微信等方式主动联系，提醒患者就医；有条件的医疗单位，还可以在维护治疗期，通过微信推送牙周健康知识，建立患者俱乐部，定期组织线下口腔健康宣育活动等方式，对患者进行持续的口腔健康教育，保持和推进前期牙周治疗的疗效。

只有坚持终身维护治疗，才是牙周治疗与沟通的最终成功，才是医患的双赢。

附 3-1 牙周科医患沟通正误案例视频

错误视频

正确视频

在与患者问诊、交流的过程中须注意：

1. 交流时，医患都处于平等的坐位。

2. 交谈中要有目光的交流，运用恰当的肢体语言，拉近与患者的距离。

3. 耐心倾听患者的陈述，注意移情与同理心。

4. 检查与操作时，注意对患者的提前告知与保护。

5. 当治疗计划与患者的预期不一致时，耐心地与患者沟通，用通俗的语言解释病情和治疗方案，恰当运用图片和模型。

附 3-2 情景模拟训练案例

洁牙患者的医患沟通

王某，因牙龈出血、牙齿冷热敏感就诊。自述刷牙时经常牙龈出血，进食冷、热、酸性食物时，牙齿酸软不适，无自发性疼痛，既往无口腔治疗史。

检查发现 口腔卫生差，牙石较多，牙龈红肿，探诊出血，且牙龈明显退缩，根面暴露，冷诊敏感，多颗牙探及深牙周袋，未见明显松动患牙。X线片检查发现，全口牙槽骨不同程度的水平吸收，诊断为牙周炎，拟先行龈上洁治，治疗前后应如何与患者进行沟通？

情景1

患者50岁，女性，职员，对反复出现的出血症状比较焦虑，思前想后，这类患者常见的关注点包括：

1. 长期牙龈出血，会不会得了癌症？

沟通要点：在交流过程中，医师应耐心地向患者解释病情，语气肯定，不拖泥带水，充分展现出专业性与权威性，打消患者的顾虑。

2. 洁牙费用单位能否报销，如果不能报销，患者准备放弃治疗，应如何应对？

沟通要点：洁牙是否是医保治疗项目，能否报销，应提前告知患者，并取得其认可。对于因费用报销问题而对治疗存在顾虑的患者，既要充分尊重其选择治疗的权力，更应充分告知患者洁牙的必要性，尤其是放弃治疗对牙周健康、口腔健康，乃至全身健康可能产生的危害。

3. 如果患者听信他人的经验，"听说洗牙伤牙""洗牙损害牙齿保护层""一旦洗牙就要不停地洗"。如何与这类患者进行沟通？

沟通要点：医师要展现出丰富的专业知识和职业的权威性，但在交流的过程中也不能高高在上，保持亲切态度，对于治疗的误区，要用通俗易懂的语言进行科普。

情景 2

患者 75 岁，男性，长年抽烟，每天 2 包，严重糖尿病，血糖控制不佳，与这类患者沟通时可能的关注点包括：

1. 老年人出门看病行动不便，可以开点药回家吃，治疗牙龈出血吗？

用通俗易懂的语言向患者和（或）其家属介绍牙周治疗的方法和程序。洁牙是控制牙菌斑最有效的方法，一般而言，持续存在的牙菌斑无法也无须使用抗生素控制感染，要告知患者和（或）其家属长期滥用抗生素的危害性。

2. 长期抽烟影响口腔健康，抽烟者口腔卫生通常不好，治疗效果不佳，患者表示抽了几十年烟，可以按医师的要求定期治疗，认真刷牙，但戒烟办不到，如何与这类患者沟通？

医师要告知患者吸烟与牙周炎的关系，以及吸烟对牙周治疗可能产生的不良影响。同时，也要充分理解长期抽烟的患者戒烟的困难，可以采用循序渐进的方法，先减量，再彻底戒除，而不是一蹴而就。上述沟通过程可请家属在场，充分发挥家属在戒烟过程中的监督作用。随着牙周治疗的逐步开展，疗效显现，也可进一步鼓舞患者坚持戒烟的决心。

3. 洗牙后，牙周炎患者还须进行龈下刮治及再评估，需要多次复诊。患者表示，这样的治疗太麻烦，不治了，等牙全掉了再装假牙吧，如何与这类患者进行沟通？

耐心地向患者介绍牙周治疗的方法与程序，告知患者洁牙与刮治的区别，以及刮治在整个治疗计划中的重要性。同时，也要向患者介绍牙周健康与全身健康的关系，保存天然牙的重要性，以及全口义齿可能的不适与缺点，引导患者接受积极的治疗方案，而不是消极等待牙齿脱落。

4. 老年人口腔卫生维护的效果可能不佳，如何与这样的患者沟通？

如果没有良好的自我口腔卫生维护，洁牙效果无法维持。要告知患者菌斑控制的重要性，针对每位患者的口腔特点，开展个性化的口腔卫生宣教，包括合理饮食，选择合适的清洁工具（普通牙刷、电动牙刷、牙线、牙缝刷、冲牙器等）。对于接受新事物和学习技能相对欠缺的老年人，宜采用面对面沟通和手把手在模型上练习的方式，而不是让患者独自观看缺乏互动的宣教视频。必要时，可采用菌斑染色的方法，让菌斑控制的效果形象化可视化。在每次复诊过程中，应向患者反馈其自我口腔卫生维护的效果，对取得的进步予以鼓励，指出存在的不足，提出具体的改进方法，而不是笼统地说"好好刷牙"。

情景模拟要点评分要点见表3-1。

表3-1　情景模拟要点评分要点

考核内容	分值	得分	点评与备注
称呼与礼貌	10		
倾听并理解	10		
询问患者全身病史	10		
告知患者治疗计划，解释洁牙的重要性	15		
解释洁牙对牙齿并无伤害，消除患者对治疗的顾虑	15		
告知患者洁牙及后续治疗费用	10		
向患者解释洁牙过程中及术后可能产生的不适	15		
告知患者自我口腔卫生维护的重要性和方法	15		
总分	100		

附 3-3　牙周治疗相关知情同意书

镇静无痛洁牙病情问询单和知情同意书

姓名 ＿＿＿＿＿＿＿＿＿　　　　　性别 ＿＿＿＿　年龄 ＿＿＿＿

地址 ＿＿＿＿＿＿＿＿＿＿＿＿＿＿＿　　电话 ＿＿＿＿＿＿＿＿＿

笑气吸入镇静无痛洁牙是通过患者吸入氧气含量大于30%的笑气和氧气的混合气体而使患者达到镇静状态，从而配合医师完成洁牙治疗的技术。笑气吸入后可产生镇静作用，也可产生轻度的镇痛作用，以达到镇静无痛效果。整个过程中，患者保持清醒，没有丧失意识，保护性反射活跃，并能配合治疗。

笑气吸入镇静技术在欧美国家和中国港台地区是一种普遍使用，并被接受的牙科治疗辅助技术，安全、舒适，并能有效提高镇痛效果达到无痛。

为了让医师全面了解您的身体状况，请您仔细阅读并认真如实地回答下列问题：

1. 是否有急性呼吸道症状：如咳嗽□、鼻塞□、多痰等症状□，其他_____；没有□。

是否有慢性支气管炎□、肺气肿□、哮喘□、气胸□、尘肺以及肺纤维化病史□，其他_____（以上病史时间：_____）。

2. 是否有肠梗阻。　　　　　　　　　　有□（时间：　　），没有□。

3. 是否出现过昏迷状态。　　　　　　　有□（时间：　　），没有□。

4. 是否有耳鼻喉器官疾病（鼻窦炎□、鼻中隔偏曲□、中耳疾患□、鼓膜移植□），没有□。

5. 1周内是否进行过气脑造影术。　　　有□（时间：　　），没有□。

6. 是否有潜水病或近期进行过潜水活动。　有□（时间：　　），没有□。

7. 近期是否有怀孕打算或已经怀孕。　　有□（时间：　　），没有□。

8. 是否有药物依赖及精神异常史：如精神分裂症□、幽闭恐怖症□、妄想症□、孤独症□；或长期使用抗抑郁药和抗精神病药等□，没有□。

9. 是否有过敏史：青霉素□、麻醉药□、笑气□、食物□，没有□。

10. 是否有内分泌系统疾病史：糖尿病□、甲亢□、甲减□、糖皮质激素代谢异常等□，没有□。

11. 是否有高血压：有□，没有□；是否有心脏病史：有□（最近一次发作是_____），没有□。

12. 是否有现在正在治疗的其他疾病_____，没有□。

13. 本次治疗前进食时间：4小时前□、2小时前□；进水时间：4小时前□、2小时前□。

在行使笑气吸入镇静无痛洁牙中可能出现以下情况：

少数患者在笑气镇静及苏醒过程中可能出现恶心、呕吐、反流，大部分患者解除笑气吸入后可自行恢复。

自然人群有5%对笑气耐受，致使镇静镇痛效果不佳；长期酗酒会影响镇静镇痛效果。

笑气吸入镇静麻醉相关费用×元/次（包括麻醉费×元/次、监护费×元/次、一次性使用面罩×元/次），洁牙治疗费用另计。

如您有贵重物品请在治疗前交给您的陪同人员或自己妥善保管好。

医师或护士已向我询问过以上病史，我也已如实提供了以上病史。

医师或护士已向我交代了本技术相关情况,我已知晓了可能出现的意外情况,我同意接受本技术。

患者或监护人签名 ＿＿＿＿＿＿＿＿＿＿＿＿　　　　时间 ＿＿＿＿＿＿＿＿＿＿＿

主诊医师签名 ＿＿＿＿＿＿＿＿＿＿＿＿＿　　　　时间 ＿＿＿＿＿＿＿＿＿＿＿

牙周手术知情同意书

（适用于翻瓣术、植骨术、牙周引导组织再生术、截根术、牙根半切术）

患者疾病诊断 ＿＿＿＿＿＿＿＿＿＿＿,经牙周基础治疗后拟行 ＿＿＿＿＿＿＿＿＿手术治疗,现告知患者可能存在的治疗风险及不良反应如下:

1. 牙周手术目的是尽可能保留牙周病患牙,降低牙周组织的感染及炎症,使口腔卫生的施行更有效,并希望将牙龈或牙槽骨恢复到可能的程度。没有一种治疗方法可以让所有患者恢复其更年轻时的牙周状况,牙周病治疗并非一次或一个疗程就能完成,而需要终身预防和定期维护、治疗。

2. 按照医师指示维护个人口腔卫生是整个牙周治疗成功的必要条件,不依照医师建议所造成不良的效果,是患者个人的责任。患者了解不进行牙周治疗难以遏止病情的恶化,最终导致牙齿功能丧失甚至脱落,并可能引发全身系统性疾病。非手术牙周治疗无法去除深处的细菌、牙周袋和病变牙周组织,将增加牙周维护的困难程度,病情不能稳定,容易复发及加重。患者已经知道还有其他可能的替代治疗,包括拔除患牙和姑息治疗。

3. 在牙周手术过程中,患者将得到局部麻醉。手术时会把牙龈切开,将牙龈、牙根及骨组织的病变成分去除,最后缝合牙龈,用牙周敷料保护伤口;必要时术后局部或全身应用抗生素。牙周手术计划可能因不同患者的具体情况而稍有变化,例如:①拔除无救的患牙;②切除部分牙根,甚至切除一半牙体组织,使牙齿得以保留;③骨组织或替代材料的移植;④植入膜材料进行引导组织再生;⑤软组织的修整或移植;⑥由患者自体血制备浓缩生长因子植入手术区;⑦以上多种情况的综合应用;⑧其他。

4. 少数患者对牙周手术的反应不是很理想,可能有下列情况发生:①失去牙齿;②无法兼顾功能和美观;③牙周手术、药物或麻醉可能产生并发症,如:肿胀、疼痛、出血、瘀青，暂时或偶发的永久性下颌、唇、舌、牙或牙龈的麻木，颞下颌关节受伤或关联的肌肉麻痹；④通常术后牙齿松动度会暂时增加；⑤咀嚼不适，牙齿对冷热酸甜的食物、饮料敏感；⑥术后牙龈退缩造成牙齿看起来变长、牙间缝隙变大等；⑦嘴角可能会拉伤，偶有吞咽困难，几周内可能开口受限、说话受到影响等。

5. 牙周手术愈合的情况无法事先预估。大多数情况下，手术治疗可去除或减轻病因，从而恢复牙周健康。牙周手术疗效会受身体免疫力、吸烟、饮酒、夜磨牙、口腔卫生不良、药物或其他因素影响。

患者应当如实地向医师报告自己的健康情况、用药史、既往病史和家族史，或任何可能和手术有关的情况。如果有隐瞒，患者应承担一切后果。患者同意接受对原有全身疾病的防治措施，病情变化时将及时与医师联系。

患者已了解牙周手术的基本情况及其术中、术后可能出现的治疗反应和并发症，同意医师实施手术治疗及应当采取的救治措施：

（1）麻醉意外或诱发全身疾病，医师将即时处置。

（2）术中、术后出血，医师将根据情况作止血处理。

（3）术中根据实际情况可能改变手术方案或终止手术。

（4）术中、术后患牙出现明显松动，医师可根据情况采取必要措施（固定、调殆或拔除）。

（5）术后发生感染，须定期复诊、换药、服用抗生素等。

（6）其他手术意外和并发症，须对症处理。

患者术后需要定期复诊检查，包括摄片，复查时间遵医嘱。

患者知道术后伤口维护的重要性，已了解吸烟会影响手术效果，口腔卫生不良、饮酒及进食粗糙食物会导致术区愈合不良、术后感染并因此影响手术效果，不利于保持疗效。患者应遵从医师的所有医嘱，保证术后控制吸烟、饮酒及注意饮食，坚持正确刷牙和使用牙线，保持口腔卫生，术后避免外伤等。

对上述治疗的风险和不良反应，如患者或代理人还不能理解的，可以向医师咨询，在患者及代理人充分理解后，自主决定是否选择治疗，请在本文书上写明意见并签名。

患方选择意见：_____

_____

患者（代理人）签名：_____　　　谈话医师签名：_____

_____年 ___ 月 ___ 日　　　　　　_____年 ___ 月 ___ 日

参考文献

[1] 孟焕新. 牙周病学 [M].5版. 北京: 人民卫生出版社, 2020.

[2] 孟焕新. 临床牙周病学 [M]. 2版. 北京: 北京大学医学出版社, 2014.

[3] 吴亚菲. 牙周病学 [M]. 2版. 北京: 人民卫生出版社, 2019.

[4] MICHAEL G NEWMAN. Newman and Carranza's clinical periodonyology [M]. 13th. Philaclelphis: Elsevier, 2019.

[5] NIKLAUS P LANG. Clinical periodontology and implant dentistry [M]. 6th. Chichester: Wiley Blackwell, 2015.

[6] CATON J G, ARMITAGE G, BERGLUNDH T, et al. A new classification scheme for periodontal and periimplant diseases and conditions – Introduction and key changes from the 1999 classification[J]. Journal of Clinical Periodontology, 2018, 45 (20): S1-S8.

[7] PAPAPANOU P N, SANZ M, BUDUNELI N, et al. Periodontitis: Consensus report of work group 2 of the 2017 World Workshop on the Classification of Periodontal and Peri-Implant Diseases and Conditions[J]. Journal of Periodontology, 2018, 45 (20): S162-S170.

（孙　颖）

第四章

口腔黏膜病科医患沟通

　　口腔黏膜病是指主要累及口腔黏膜组织的类型各异、种类众多的疾病总称。口腔黏膜病学是系统研究口腔黏膜病的基础理论和临床诊治及预防的一门学科，是口腔医学的重要组成部分。口腔黏膜病的病种繁多，具有不同的特点，部分口腔黏膜病属于慢性疾病，需要长期、多次复诊以及定期复查，有些口腔黏膜病的诊断较为复杂，需要辅以多种辅助检查方法，甚至需要多学科联合诊断，如何与口腔黏膜病患者进行充分、全面、有效的医患沟通值得我们临床医师思考。高效的医患沟通可以帮助医师及时作出及时、正确的诊断，也可以提高患者的依从性和配合度，进而达到提高治疗效果的目标。

第一节 口腔黏膜病科的疾病特点和患者特点

与牙体牙髓病科、牙周病科、口腔修复科、口腔正畸科等其他口腔专科相比，口腔黏膜病科在疾病的特点和患者的身心特点等方面存在一定的差异。只有熟悉口腔黏膜病的疾病特点和患者特点，才能够做好医患沟通。

一、口腔黏膜病的疾病特点

（一）来源复杂

口腔黏膜病是涵盖主要累及口腔黏膜的类型各异、种类众多的疾病总称。其具有来源复杂的特点，包括：主要发生在口腔黏膜的疾病，如创伤性溃疡等；可同时发生于皮肤或单独发生在口腔黏膜的皮肤黏膜疾病，如扁平苔藓等；合并起源于外胚层和中胚层的某些疾病，如多形性红斑等；性传播疾病（艾滋病、梅毒等）或系统性疾病的口腔表征等。做好医患沟通的重要前提是接诊医师具有扎实的理论基础、丰富的临床经验，对疾病能够做出准确的临床诊断，这样与患者沟通时才能做到言之有物，获取患者的充分信任。

（二）病程特点

相当一部分的口腔黏膜病属于自限性疾病，如复发性阿弗他溃疡、原发性疱疹性龈口炎等常见病，此类疾病可在一定时间内自愈，但对于患者来说，这类疾病发作的时候，口腔黏膜会出现溃疡、糜烂、红肿等症状，疼痛明显，患者较为痛苦，影响进食、讲话，生活质量下降。对于这类患者，采取对症处理、局部用药、缓解病痛等方法可获得良好的效果。但还有一些口腔黏膜潜在恶性疾病具有发生癌变的风险，如白斑、红斑、盘状红斑狼疮、口腔黏膜下纤维性变等，这类疾病需要定期监测、随访。规范、全程的疾病管理对于这类患者非常重要，通过医患之间及时有效的沟通，做好疾病的慢病管理（图4-1），可以达到降低这类疾病潜在恶变风险的目标，即使在监测过程中发现疾病发生恶性转变，也可以做到早发现、早治疗，提高疾病的预后。还有一些疾病的治疗周期较长，如天疱疮、类天疱疮等，

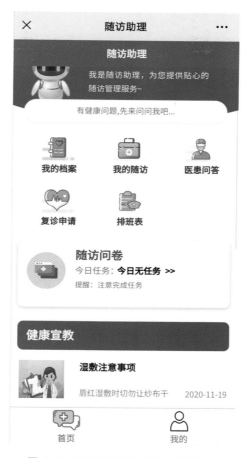

图 4-1 通过手机客户端与患者沟通

患者往往需要服用较长时间的糖皮质激素等药物，因此对其依从性要求较高，且不可擅自减量或停药，以免影响疗效导致病情反复，并且由于患者长时间的服药，用药期间可能会出现各种副作用与不良反应，用药前一定要提前做好沟通，打好"预防针"，并在用药前和用药过程中监测血压、血常规、血糖、肝肾功能、电解质、尿常规、粪常规、骨密度等各项指标，以了解患者是否患有长期应用糖皮质激素的禁忌证，在用药过程中发现问题并及时处置。

（三）某些口腔黏膜损害也可能是一些严重全身性疾病的先兆

某些系统性疾病（如艾滋病、某些血液系统和消化系统疾病等）患者常先在口腔科就诊，对于这类患者的早期诊断、早期干预具有重要的临床意义，如发生延误可能耽误病情甚至危及生命。对于这类患者，医患沟通尤为重要，接诊医师一定要具有全局观和整体观，接诊时须详细地询问相关病史、进行全面的体格检查和完善的实验室检查，并及时地请相关学科会诊。例如 HIV 感染患者在免疫抑制的早期阶段可能出现口腔念珠菌感染、口腔溃疡频繁发作等口腔表现，往往先就诊于口腔科，我们在临床接诊时除了询问患者口腔疾病情况，还应仔细询问患者是否还伴有发热、咳嗽、体重下降、腹泻等其他临床表现，以及是否有冶游史等，并做相应的 HIV 检测、免疫功能检查、真菌涂片、念珠菌培养等实验室检查。一旦确诊感染 HIV 后，除对症治疗口腔疾病外，应建议患者及时到相关科室就诊，并建议患者的伴侣和亲属同时检测 HIV 抗体等指标。对于这类患者，一定要建立医患之间的信任，尊重患者的隐私，不轻视患者，引导患者积极治疗疾病。

由于口腔黏膜病学研究的对象种类繁多，且与机体的全身状态关系密切，要求口腔黏膜科医师必须掌握或了解内科学、免疫学、组织病理学、皮肤病学等多学科知识，才能有效地与患者进行沟通。

二、口腔黏膜病科的患者特点

（一）患者的性别特点

某些口腔黏膜病的患病率具有明显的性别差异，如复发性阿弗他溃疡、口腔扁平苔藓、盘状红斑狼疮等疾病，女性患者一般高于男性；从疾病的预后来看，也可能与性别有关，如口腔白斑病的患者男性明显多于女性，但发生于女性的癌变率则高于男性，我国白塞病患者虽女性居多，但男性患者血管、神经系统及眼受累较女性多且病情重。

（二）患者的年龄特点

不同的口腔黏膜病好发人群有很大差异。如复发性阿弗他溃疡好发于青壮年，口腔扁平苔藓好发于中年女性，盘状红斑狼疮好发于 20~40 岁中青年，黏膜类天疱疮多见于 60 岁以上老年人，灼口综合征在更年期或绝经前后期妇女中发病率高，慢性唇炎好发于年轻女性，鹅口疮好发于新生儿，原发性疱疹性龈口炎以 6 岁以下儿童较多见，尤其是 6 月龄到 2 岁更多。口腔黏膜病的患者群体覆盖了大范围的年龄跨度，新生儿、婴幼儿、儿童、青壮年、中老年均可发病，而不同年龄患者的心理、生理特征存在较大差异，应根据患者年龄、性格特点采取个性化的沟通方法。

1.老年患者的身心特点 老年人的生理状态和适应性均减退，同时心理状态也有不同程度的变化。老年患者由于自我暗示，依赖心理极强，适应和接受新事物的能力较差，对医院的就诊环境和就诊流程的不熟悉，对其所患疾病的不了解，很容易产生对疾病的焦虑和恐惧的心理，可表现为：①过度焦虑与过度紧张，敏感和惧怕，存在讳疾忌医的心理；②性格固执，坚持己见，不愿意接受、采纳他人意见；③性情急躁，不愿意多次复诊，不接受多学科会诊，特别是还需要去其他综合性医院会诊的情况，有凑合心理，只希望简单处理，不积极配合医师治疗等。一般来说，患者的年龄与医患沟通的时间存在相关性，大致呈患者年龄越大，所需医患沟通时间越长的趋势，原因可能是由于老年患者对于知识的理解力与接受能力越弱，记忆力也相对越差，不容易理解并记住医师对于病情的解释与医嘱。对于老年患者，接诊医师一定要耐心沟通，必要时与患者家属同时沟通，说清楚检查的必要性、治疗方案的利弊，建立信任感。我们发现，老年患者一旦信任某位医师后，往往就不愿意再更换医师，依从性也较好。

2.儿童患者的身心特点 不同年龄段的儿童对疾病的认知和对诊疗的接受力完全不同，医师需要根据儿童的心理和行为特征采取友善、恰当的医疗行为。医务人员的仪态、表情、语言协调、肢体动作等都会影响儿童的情绪和心理变化。口腔黏膜病科需要操作的治疗相对较少，单纯的口腔检查对患儿不会造成明显的痛苦，很多时候只需要患儿配合张口，医师就可以检查清楚疾病的临床特征，检查前接诊医师表现出良好的亲和力、态度和蔼可亲，多数儿童可以配合张口。另外，有些口腔黏膜病的发病跟患儿的不良习惯有关，如自伤性溃疡，还有些儿童存在偏食严重、营养不良等情况，对这类患儿，利用医师职业身份的权威性，对患儿和家长做好健康教育尤为重要。

（三）患者的心理特点

口腔黏膜病患者经常伴有紧张焦虑的情绪，一些疾病表现为急性炎症，口腔黏膜大面积破溃糜烂（图4-2），患者疼痛明显，影响进食、讲话，患者非常痛苦，迫切希望医师迅速解决病痛，还有一些疾病慢性迁延不愈，或反复发作、"时好时坏"，对患者的生活质量和精神状况均造成较大的影响，患者往往非常焦虑，容易有恐癌心理。

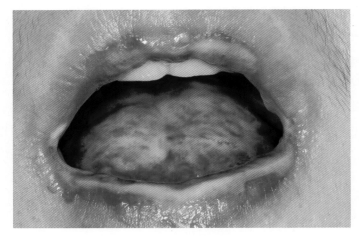

图 4-2　口腔黏膜大面积糜烂

　　身心因素在口腔黏膜病的发病中起着十分重要的作用，很多黏膜病的病因与精神心理因素密切相关，如临床常见的复发性阿弗他溃疡、口腔扁平苔藓、灼口综合征等。研究发现，复发性阿弗他溃疡患者的行为类型、生活事件和工作环境引起的心理反应与疾病的发生有一定的关系。口腔扁平苔藓的发生、发展与身心因素也有密切关系，部分患者有精神创伤史（如失业、家属亡故、婚恋纠纷等），或因生活压力过大而导致心情不畅、情绪焦虑等。临床上常见因这种心理异常导致患者机体功能紊乱，促使口腔扁平苔藓发病、病情加重，或反复发作、迁延不愈。对这类患者进行良好的医患沟通和心理辅导，帮助其调整心理状态，病情常可缓解，甚至痊愈。灼口综合征的病因较为复杂，患者经常感觉舌部烧灼样疼痛，而临床检查并无阳性体征，一般认为精神因素在灼口综合征的发病中起重要作用。精神因素包括：①人格因素。通过明尼苏达多相人格测试、艾森克个性问卷等方法进行测试，结果显示灼口综合征患者多属于焦虑型或抑郁型性格，情绪不稳定。有研究表明，随着患者的心理问题加重，其口腔症状往往也会随之增加，反之亦然。②恐癌心理。有调查报告显示超过75%的灼口综合征患者担心得了癌症，超过80%患者会辗转就医，17%的患者因家人得过舌癌、37%患者因偶尔发现舌侧缘的叶状乳头和舌根部的轮廓乳头而频繁对着镜子伸舌自检，陷入了"自检—恐慌—再自检—更恐慌—舌痛加重"的恶性循环。另外，有一部分灼口综合征患者发病前有口腔科就诊看牙经历，患者经常怀疑修复体等存在问题，而往往即使拆除修复体，患者仍感口腔黏膜不适。

　　对于怀疑有抑郁症的患者，可以使用患者健康问卷抑郁量表（patient health questionnaire-9, PHQ-9）或抑郁的"90秒4问题询问法"快速初步筛查（表4-1）。另外也可选用量表条目更为详细的抑郁自评量表（self-rating depression scale, SDS）、贝克抑郁自评量表（back depression inventory, BDI）、综合性医院焦虑抑郁量表（hospital anxiety depression scale, HADS）等自评问卷，有测评人员及条件的医院可选用汉密尔顿抑郁量表（Hamilton depression scale, HAMD）等其他评量表（表4-2），对量表评估中度以上抑郁者建议至相关专科进一步进行疾病诊断。

表4-1　"90秒4问题询问法"快速筛查抑郁症状

问题	阳性
过去几周（或几个月）是否感到无精打采、伤感，或对生活的乐趣减少了？	是
除不开心之外，是否比平时更悲观或想哭？	是
经常有早醒吗（事实上并不需要那么早醒来）？	每月超过1次为阳性
近来是否经常想到活着没意思？	经常或是

　　如果回答皆为阳性（即是或有），则需要进一步进行精神检查。

表4-2　汉密尔顿抑郁量表

	无	轻度	中度	重度	很重
1. 抑郁情绪	0	1	2	3	4
2. 有罪感	0	1	2	3	4
3. 自杀	0	1	2	3	4
4. 入睡困难	0	1	2	—	—
5. 睡眠不深	0	1	2	—	—
6. 早醒	0	1	2	—	—
7. 工作和兴趣	0	1	2	3	4
8. 阻滞	0	1	2	3	4
9. 激越	0	1	2	3	4
10. 精神性焦虑	0	1	2	3	4
11. 躯体性焦虑	0	1	2	3	4

（续　表）

	无	轻度	中度	重度	很重
12. 胃肠道症状	0	1	2	—	—
13. 全身症状	0	1	2	—	—
14. 性症状	0	1	2	—	—
15. 疑病	0	1	2	3	4
16. 体重减轻	0	1	2	—	—
17. 自知力	0	1	2	—	—
18. 日夜变化　早	0	1	2	—	—
晚	0	1	2	—	—
19. 人格或现实解体	0	1	2	3	4
20. 偏执症状	0	1	2	3	4
21. 强迫症状	0	1	2	—	—
22. 能力减退感	0	1	2	3	4
23. 绝望感	0	1	2	3	4
24. 自卑感	0	1	2	3	4
总分					

1. 评分标准：大部分项目采用 0~4 分的 5 级评分法：（0）无，（1）轻度，（2）中度，（3）重度，（4）很重。少数项目评定则为 0~2 分的 3 级评分法：（0）无，（1）轻 - 中度，（2）重度。

2. 结果分析：<7 分为正常；7~17 分为可疑抑郁；18~24 分为轻或中度抑郁；>24 分为重度抑郁。

　　临床上对于有焦虑症的患者筛查与评估推荐使用简便易操作的 "90 秒 4 问题询问法" 快速初步筛查焦虑，若有 2 项或以上结果为阳性，则须进一步临床评估（表 4-3）。广泛性焦虑筛查量表（generalized anxiety disorder-7, GAD-7）适合广泛性焦虑快速评估，焦虑自评量表（self-rating anxiety scale, SAS）、状态 - 特质焦虑问卷（state-trait anxiety inventory, STAI）、综合性医院焦虑抑郁量表（hospital anxiety and depression scale, HADS）等自评问卷适合各种类型焦虑快速评估；有测评人员及条件的医院可选用汉密尔顿焦虑量表（Hamilton anxiety scale, HAMA）等其他评量表（表 4-4）。对量表评估程度为中度以上者，建议进一步明确诊断，判断是否符合焦虑障碍及相应的焦虑障碍类型。

表 4-3　"90 秒 4 问题询问法"快速筛查焦虑症状

问题	阳性
你认为你是一个容易焦虑或紧张的人吗？	是（了解是否有焦虑性人格或特质）
最近一段时间，你是否比平时更感到焦虑或忐忑不安？	是（了解是否有广泛性焦虑）
是否有一些特殊场合或情景更容易使得你紧张、焦虑？	是（了解是否有恐惧）
你曾经有过惊恐发作吗，即突然发生的强烈不适感或心慌、眩晕、感到憋气或呼吸困难等症状？	有（了解是否有惊恐）

如果回答阳性（即是或有）2 项或以上，则需要进一步进行精神检查。

表 4-4　汉密尔顿焦虑量表

指导语：询问患者本人，对患者近一周的表现进行评价。结果分析：7 分以下无焦虑症状；>7 分可能有焦虑；>14 分肯定有焦虑；>21 分明显焦虑；>29 分严重焦虑。						
条目	无症状	轻微	中等	较重	严重
1. 焦虑心境：担心、担忧，感到有坏事要发生，容易激惹	0	1	2	3	4
2. 紧张：紧张感、易疲劳、不能放松，情绪反应，易哭、颤抖、感到不安	0	1	2	3	4
3. 害怕：害怕黑暗、陌生人、一人独处、动物、乘车或旅行及人多的场合	0	1	2	3	4
4. 失眠：难以入睡、易醒、睡得不深、多梦、梦魇、夜惊、醒后疲倦感	0	1	2	3	4
5. 认知功能：又称记忆、注意障碍。注意力不集中，记忆力差	0	1	2	3	4
6. 抑郁心境：丧失兴趣、对以往爱好缺乏快感、忧郁、早醒、昼重夜轻	0	1	2	3	4
7. 肌肉系统症状：肌肉酸痛、活动不灵活、肌肉抽动、肢体抽动、声音发抖	0	1	2	3	4
8. 感觉系统症状：视物模糊、发冷发热、软弱无力感、浑身刺痛	0	1	2	3	4
9. 心血管系统症状：心动过速、心悸、胸痛、血管跳动感、眩晕、心搏脱漏	0	1	2	3	4

（续 表）

条目	无症状	轻微	中等	较重	严重
10. 呼吸系统症状：胸闷、窒息感、叹息、呼吸困难	0	1	2	3	4
11. 胃肠道症状：吞咽困难、嗳气、消化不良（进食后腹痛、胃部烧灼感、腹胀、恶心、胃部饱感）、肠鸣、腹泻、体重减轻、便秘	0	1	2	3	4
12. 生殖泌尿系统症状：尿意频数、尿急、停经、性冷淡、早射、阳痿	0	1	2	3	4
13. 自主神经系统表现：口干、苍白、潮红、易出汗、易起"鸡皮疙瘩"、紧张性头痛、毛发竖起	0	1	2	3	4
14. 会谈时行为表现：①一般表现，紧张、不能松弛、忐忑不安、咬手指、紧紧握拳、摸弄手帕、面肌抽动、不停顿足、手发抖、皱眉、表情僵硬、叹息样呼吸、面色苍白。②生理表现，吞咽、打嗝、安静时心率快、呼吸快、腱反射亢进、震颤、瞳孔放大、眼睑跳动、易出汗、眼球突出	0	1	2	3	4

（四）患者的性格表现分类

1. 认真积极，理解并配合治疗 这类患者的就医依从性很高，会主动学习并了解相关疾病知识，能够较快地消化、理解医师的病情介绍及相关医嘱，并能够积极主动地配合医师，严格遵医嘱、认真执行，按照约定时间复诊，与医师交流时对病情的描述客观、中肯。医师能够及时跟踪患者病情的变化情况，并根据病情调整诊疗方案。这类患者的医患沟通效果一般都较为理想。

2. 乐观从容，对医师信任感较高 这类患者态度相对乐观，放松、随和，一般对医师信任感较高，对医师的病情解释以及诊断和治疗意见的接受程度高，愿意配合医师的治疗和用药，这类患者的医患沟通效果也较为理想。

3. 谨小慎微，辗转就诊 这类患者对所患疾病的诊断和处理较为重视，且态度较真，对于医师所建议的各种辅助检查、诊疗方案都持保留态度，一般会四处求医，总结多个医师的意见。这类患者通常会详细询问医师所患疾病的病因、病情、治疗方案、预后，但因缺乏系统的医学知识储备，对所获得的医学信息一知半解，容易草木皆兵，有时会对医师的病情解释和医嘱产生误解。这种谨慎、较真的患者对治疗疾病的态度本身较为积极，但多处辗转求医有可能会拖延甚至耽误患者的病情。如果太过于纠结不同医师对病情解释及治疗方案的差异，从而频繁更换接诊医师并更换治疗方案的话，反而可能导致病情变得更加复杂。

4. 焦虑紧张，恐癌心重　由于心理素质、性格习惯的因素，一些症状不重、预后良好的患者也常表现出这种特征（图4-3），通常这类患者有较多次数或较长时间的就诊经历，因治疗无明显效果或症状较重，或者仅仅因为太紧张、焦虑、恐癌，使得患者的心理状态受到太大程度的负面影响。这类患者对口腔症状的表现往往草木皆兵，焦虑情绪还可体现在反复询问所患疾病是否可以完全治愈、是否会癌变等，但经常治疗反而没有耐心，常常表示各种药物都没有效果，但事实上每种药物都没有坚持使用一定的时间，经常短期使用就更换药物。也有一部分患者经常在网络上搜索各种文章，或者身边的亲戚朋友有患病案例，对癌症的恐惧心理较为严重，对口腔黏膜任何异常或不适都格外敏感，且喜欢频繁对着镜子自我检查口腔黏膜情况，并多次前往医院就诊，对正常的生活造成一定的影响。

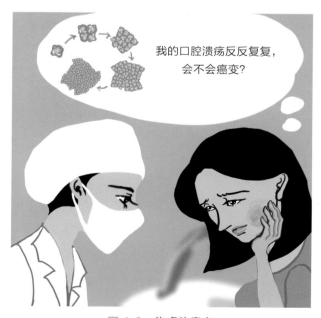

图4-3　焦虑的患者

5. 情绪暴躁，缺乏耐心 这类患者的性格表现为暴躁易怒、容易激动，通常不能很好地理解医师对病情的解释与医嘱，对所得信息的判断能力欠缺，容易偏听、偏信片面意见及一些网络上的错误言论，对医师的信任感较低，对医疗决策无法正确地执行。因此，这类患者医嘱执行力较差且缺乏耐心。

6. 不以为然，不重视病情 部分患者由于"讳疾忌医"或由于对自身健康状况重视度相对不足，通常只在疾病的症状明显、影响日常生活时才选择就医就诊，最终耽误病情，不得不面临更大的付出以及可能的不良结果。这类患者多数不能充分了解所患疾病的严重性，对于医师的医嘱和治疗方案不够重视，且因自身其他各种琐事繁忙，或路途遥远交通不便，或过于相信他人意见等原因，常导致医嘱执行力较差、复诊不及时，使得病情被拖延、耽误和加重，甚至增加了恶变风险。

7. 心态平和，但不能有效地理解诊疗意见 在临床上还存在一部分患者，在接诊过程中沟通态度平和，表现良好，但可能存在吸收知识效率低，言语内容反复重复，不能充分理解医师的话语，在复诊中医师会发现，这类患者往往会疏忽或者完全忘记医师的医嘱和强调的注意事项，再次沟通中仍然存在懵懂、木讷的情况。究其原因，是因为患者自身不能真正地正确理解医师的医嘱内容，有时候会影响治疗效果和疗程。因此沟通的有效性在医患沟通当中也是非常重要的。

第二节 口腔黏膜病诊疗过程中的医患沟通

一、诊前沟通

就诊前营造良好的就医环境，对患者进行必要的科普宣传，包括一些网络或书刊上的科普文章、电台或电视台的专家讲堂、候诊区的宣传画报等（图4-4、图4-5），可以帮助患者加深对疾病的认识，同时开展网络、电话、现场等多种形式预约挂号，并通过互联网医院、微信公众号等多种网络段进行慢病管理，为患者提供最大便利，加强医患的交流和沟通。同时诊室环境要舒适、温馨（图4-6），要有一定的私密性，便于与患者有效、充分的沟通以及全面的临床检查。

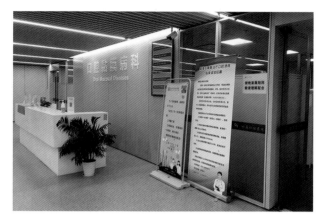

图 4-4　诊室外环境

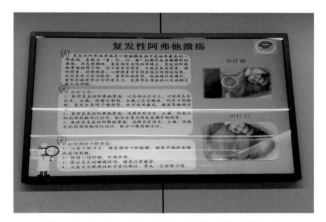

图 4-5　候诊区电视机循环播放科普宣传视频

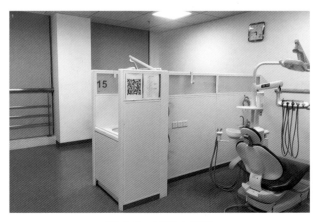

图 4-6　诊室内环境

二、病史询问

口腔黏膜病的病史询问必须详尽，这是由于可累及口腔黏膜的病种繁多，诊断较为复杂，且常与全身的其他系统性疾病有一定的关联，还有很多患者有多次辗转就医史，常服用过多种不同的药物治疗，对患者的就医史、用药史都应该做详细记录。

在病史询问和记录过程中，首先应关注主诉症状的部位、特征、程度、性质、发作时间的规律以及加剧或减轻的因素。在治疗史中应特别注意药物使用情况及其疗效，是否有不良反应等，是否有药物过敏史，是否曾用过免疫调节剂或抑制剂、糖皮质激素等。对患者是否患有贫血、高血压、糖尿病、肝炎等全身疾病以及是否伴有皮肤病损、其他部位的黏膜病损等情况应详细询问。女性患者还需要关注在既往史中月经、妊娠与疾病的关系。家族史中应注意家族遗传因素与家族患病的简要情况。个人的烟酒及槟榔嗜好以及职业和个性方面的特点也不能忽略。

不同类型的口腔黏膜病患者，病史询问的侧重点也有所差别。口腔单纯疱疹、疱疹性咽峡炎、手足口病等疾病患者应注意询问发病前有无相关患者的接触史、发病前有无感冒、发热史，发病初期有无起疱等情况。感染口腔念珠菌病的患者，婴幼儿应注意询问喂养习惯和口腔清洁护理等情况，成人应询问是否长期使用抗生素、激素治疗以及是否伴有免疫缺陷等情况。口腔变态反应类疾病应注意询问过敏史和用药史，疾病的发作规律，发病前有无明显诱因，以往是否曾有类似的病史以及病程时间等。口腔溃疡类疾病要注意询问患者溃疡的发作规律、诱因，是否伴有眼疾、皮肤结节、外生殖器溃疡等，是否有偏食等不良习惯，消化道情况（是否有便秘、腹泻等）、作息规律（是否熬夜）、家族遗传情况等。口腔扁平苔藓患者要仔细询问其最近有无精神创伤史以及其他诱因，是否伴有疼痛不适，是否伴有糖尿病等全身疾病，以及以往的就诊史和用药史等。灼口综合征的患者应注意是否伴有焦虑症、抑郁症、更年期综合征等，女性患者要询问月经史等。对于性传播疾病的口腔表征，应仔细询问发病前的接触史，是否有冶游史，性伴侣情况，以及疾病的发展变化等，问诊过程中注意保护患者的隐私。

　　医师是诊疗过程的主导者，一定要主导医患沟通的节奏。沟通过程既要简洁高效，又要亲切温和。既要让患者感受到医师的专业素养和严谨态度，也要让患者感受到医者的平易近人和医者仁心。通过问诊，既能帮助诊断，也能缓解患者的情绪，帮助患者对医师建立基本的信任。

三、疾病的诊断

　　口腔黏膜病的诊断一般根据病史、临床检查和辅助检查等。口腔黏膜检查应注意详细、不要遗漏，建议按照唇红、唇颊黏膜、口底及舌腹黏膜、舌、腭、咽、牙龈等部位顺序依次详细检查。检查时也可以辅助使用镜子或者口腔内镜等，帮助患者看清楚疾病的部位，便于沟通和交代病情，对于一些恐癌的患者也可以帮助其减轻焦虑。检查时要注意观察黏膜病损的颜色、质地、形状、边界是否清晰、是否伴有溃疡、糜烂等情况。对于口腔卫生环境、残根、残冠、牙周健康状况、牙体健康状况，以及可能存在的修复体等应一并检查，某些口腔黏膜病的发病与这些密切相关，比如创伤性溃疡可能由于残根或残冠引起，苔藓样反应可能由于金属充填体引起。检查时如果遇到患者口腔黏膜大面积溃疡或糜烂，疼痛较明显，不让触碰，这时应注意安抚患者的情绪。只有仔细、全面检查，才能避免遗漏病损部位，帮助对病情做出正确的判断。全面的口腔检查加上完整的病历记录，对于医师掌握患者的病情变化有重要意义，也有助于避免潜在的医疗纠纷。患者遇到临床检查仔细认真的医师内心会更加认可，对于后续的诊断、治疗也更有可能满意、放心。

　　口腔黏膜病的辅助检查包括血液学检查、免疫学检查、活体组织检查、脱落细胞学检查、微生物学检查、免疫组织化学检查、分子生物学检查、自体荧光观测等（图4-7），有助于口腔黏膜病的诊断、疾病治疗方案的制订和疾病预后的判断。口腔黏膜病的诊断较为复杂，除了根据病史和临床检查，还常须结合病理学检查和血液学检查，甚至有的时候常规病理学检查也难以确诊，需要更进一步的检查。而这些检查一般费用不低且有一定的创伤性，检查之前要向患者交代清楚检查的意义以及必要性和局限性，取得充分的知情同意。

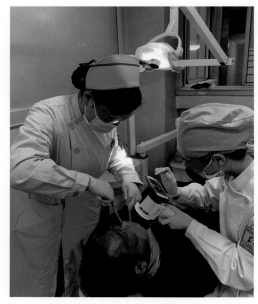

图 4-7　医师使用荧光观测仪检查患者口腔黏膜

四、疾病的治疗

口腔黏膜病的治疗包括心理治疗、局部治疗、全身治疗等。

心理治疗又称精神治疗，就是应用心理学的原则和技巧，通过治疗者的言语和非言语的沟通方式对患者施加影响，达到改善患者的心理状态和行为方式，从而减轻症状和提高治疗效果。心理治疗运用条件反射的原理和学习理论，帮助患者学习建立新的、有效的适应反应，从而达到治疗的目的。心理治疗的具体内容包括：心理疏导与释疑解虑，耐心听取患者主诉并进行详尽的体检，讲解疾病的有关知识，帮助其纠正不良认识；采取放松训练和音乐疗法松弛负性情绪和心态；言语暗示疗法；对明显存在心理障碍的患者可请心理专科医师予以治疗。心理治疗在常见的口腔黏膜病如复发性阿弗他溃疡、口腔扁平苔藓、灼口综合征等疾病的治疗中均发挥重要作用。身心调节在治疗口腔黏膜病中的作用目前已越来越受到重视。医师在临床接诊过程中应加强与患者的沟通，详细地询问病史，了解患者的心理情况和生活状况，帮助其调整心理状态。

局部治疗包括去除局部刺激因素、局部用药、局部物理治疗等。去除局部刺激因素包括去除口腔各种创伤因素（如去除不良修复体、调磨锐利牙尖等），进行牙周洁治、刮治等治疗，保持口腔卫生。良好的口腔环境对于治疗口腔黏膜病具有积极的意义。很多黏膜病患者不愿意积极治疗牙齿疾病，认为与所患的口腔黏膜病没有关联，医师要做好说服工作，解释清楚利害关系，让患者意识到维持良好的口腔环境的重要性。局部用药在口腔黏膜病的治疗中起着十分重要的作用。常用的药物包括漱口水、喷剂、含片、软膏及贴膜等。有一些口腔局部用药的使用方法较为复杂，一定要教会患者使用，否则可能影响疾病的疗效，甚至耽误病情（图4-8）。例如唇部的湿敷治疗，对于唇部破溃、结痂的疾病治疗起着重要的作用，大量的口腔黏膜病都可能伴有唇部糜烂、结痂，如慢性糜烂型唇炎、盘状红斑狼疮、扁平苔藓、多形红斑、药物过敏性口炎、原发性疱疹性龈口炎等，如果不经过湿敷治疗，直接涂布软膏类药物，则无法获得满意的效果。此外，糖皮质激素局部制剂的正确使用对于糜烂型口腔扁平苔藓等疾病的治疗具有重要的作用。一些患者因使用方法较复杂而不愿使用或不正确使用，这时一定要交代用药的必要性并教会患者使用。局部物理治疗包括局部激光治疗、微波治疗等，对于特殊治疗和有创性治疗一定要获得患者充分知情同意方可实施。

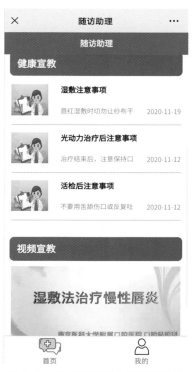

图 4-8　通过手机客户端健康教育

全身治疗主要是药物治疗。口腔黏膜病的来源广泛，病因复杂多样，所涉及的药物种类繁多，常用的药物包括抗病毒药、抗真菌药、抗生素、维生素、糖皮质激素、免疫抑制剂、免疫增强剂等。作为医师，一定要熟悉药物的适应证和禁忌证，用药之前问清病史，特别是既往用药史和过敏史，用药前须完善必要的检查，开具处方之后要跟患者交代清楚用药的注意事项，以及可能的不良反应。例如沙利度胺是治疗顽固性复发性口腔溃疡的常用药，但对育龄期的患者一定要交代需要避孕以及避孕的时间，对于高空作业等特殊职业的患者应避免使用。糖皮质激素是治疗天疱疮的首选药，用药前须进行身体评估，包括血压、血常规、尿常规、便潜血、生化全项、感染筛查（结核、肝炎）、胸部 CT、骨密度、血凝状态等方面，全面体检后方可长期使用，用药期间也需要定期检查。还有相当一部分患者谈"激素"色变，拒绝使用激素，这时要向患者交代利害关系，做好沟通工作，同时对可能出现的并发症做好预防工作，例如用药期间补充氯化钾、钙、维生素 D 等，同时服用保护胃黏膜的药物。耐心细致的沟通有利于提高治疗效果，还有助于避免潜在的医疗纠纷。

五、注意事项的告知

口腔黏膜病的诊疗过程一定要重视注意事项的告知，健康教育需要贯穿疾病治疗的全过程。一些感染性的疾病（如急性疱疹性龈口炎、手足口病、疱疹性咽峡炎等）要建议患儿家属注意隔离，同时注意日用品、食具、玩具和便器的消毒；对于患有义齿性口炎的患者要告知注意义齿的清洁消毒；对于患有性传播疾病的患者要告知患者规范治疗，定期复查，同时重视性伴侣的疾病防治，避免交叉感染；对于患有口腔扁平苔藓、复发性口腔溃疡等疾病的患者要交代饮食的注意事项，避免进食粗糙及辛辣刺激性食物，同时规律生活，避免熬夜等，并叮嘱患者放松心情；对于一些口腔癌前病变（如白斑等），要向患者强调应避免一些可能会增加癌变风险的不良习惯（如吸烟、咀嚼槟榔等），叮嘱患者要定期随访；对于慢性唇炎的患者要交代避免咬唇、舔唇、撕皮等不良习惯，注意唇部的保湿等；对于伴有全身系统性疾病的口腔黏膜病患者，要引导患者积极地治疗全身疾病。

第三节 常见的医患沟通问题

一、疗效问题

一些口腔黏膜病缺乏特别有效的治疗方法，例如灼口综合征等疾病，需要对患者进行耐心的解释，帮助患者理解病情，定期随访复查有助于消除患者的恐癌心理。此外，同样的疾病，不同的个体即使使用同样的治疗方法效果可能也有很大差异，经常会遇到患者列举一些周围亲戚朋友的事例或者网络上的文章，要求医师药到病除，这时候要做好解释工作，降低患者的期望值。同样的疾病，治疗方法可能完全不同，例如有些复发性阿弗他溃疡患者的病因可能是由偏食或者胃部疾病导致维生素 B_{12} 缺乏引起，这类患者补充维生素 B_{12} 后可能口腔溃疡相当长时间内都能得到缓解，但更多的患者却找不到明确的病因，即便补充维生素也并不能减少溃疡的发作。

二、疗程问题

一些口腔黏膜病治疗周期较长，需要多次往来医院，例如口腔扁平苔藓、白斑、天疱疮等疾病，患者容易产生厌烦和不满情绪，治疗前需要跟患者做好沟通，交代复诊的必要性，提高患者的依从性。

三、诊断问题

一些疑难疾病的诊断较为困难，有时常规的病理也难以确诊，例如恶性淋巴瘤等，需要辅助免疫组化等方法帮助诊断；在临床上还有些疾病有时需要进行治疗性诊断。有的疾病的诊断涉及多学科，需要多学科会诊，并跟患者交代清楚进行各种检查和多学科会诊的必要性。例如副肿瘤性天疱疮常常由于胸腹部的恶性淋巴瘤、胸腺瘤、巨大淋巴结增生症（卡斯尔曼病）等疾病引起，但临床表现与天疱疮类似，血液的水疱病抗体检查也与天疱疮相似，往往需要配合直接免疫荧光、胸腹部 CT 等多种手段来帮助明确诊断，如果直接当成天疱疮来使用糖皮质激素治疗，往往疗效不佳，耽误病情，导致疾病发展甚至可能危及生命。

四、费用问题

前面提到有些口腔黏膜病的诊断较为复杂，需要借助较多的辅助检查，而有些疾病的治疗周期较长，导致费用相对较高，这些都应当事先告知患者。另外，口腔黏膜病门诊的外地患者占比例较高，患者往往会把交通费以及路途时间一并计算在疾病花费中。对于患者来说，每次就诊均是一笔不小的费用。而口腔黏膜病的诊治又不像修复治疗等可提供多种价位的治疗方案供患者选择，通常是根据病情和疾病相关指南来决定治疗方案。

五、疾病的转归问题

多数口腔黏膜病的预后良好，但有一些会发生癌变，甚至会危及生命，须及时、准确地向患者及家属交代疾病情况，告知疾病可能的预后，叮嘱患者定期复查，监测病情，发现问题及早治疗。目前除了组织活检，在临床上还可使用自体荧光观测、甲苯胺蓝染色、脱落细胞 DNA 倍体分析等多种手段来监测口腔黏膜潜在恶性疾病的癌变风险，如果长期随访过程中发现监测结果可疑，对患者再次进行组织活检，患者的抵触心理也会降低。

六、药物并发症问题

口腔黏膜病科有一些常用的药物会发生一定的副反应，医师须事先跟患者打好"预防针"，告知患者哪些药物可能出现哪些副反应，如何预防，出现哪些情况须停药等。例如硫酸羟氯喹片是治疗口腔扁平苔藓和盘状红斑狼疮的常用药物，但部分患者长期使用可能会对视觉产生影响，需要指导患者在用药前和用药过程中定期进行眼科学检查；白芍总苷胶囊也常被用来辅助治疗口腔扁平苔藓等疾病，但有些患者服用后会出现腹泻等情况，如果无法耐受则须停用一段时间；沙利度胺是治疗顽固性复发性口腔溃疡的常用药物，常见的不良反应包括嗜睡等，通常建议患者睡前服用、避免高空作业等，但有些患者服药后会出现过敏、皮疹，还有少数患者会出现手部发麻等神经炎的症状，出现这种情况则需要停药。

七、心理问题

　　个别患者属于偏执型人格，对于病情有着自己偏执的理解，看遍了各大医院的多个专家，凭医师和现有技术无法实现对这类患者的管理。还有一些患者患有抑郁症或者焦虑症等疾病，却不承认病情，拒绝用药治疗。对于这类患者，应尽量动员其到精神心理科就诊。

附 4-1　口腔黏膜病科医患沟通正误案例视频

　　在与患者问诊、交流的过程中须注意：

1. 与患者沟通时的姿势与体位。

2. 医师应具备丰富的专业知识，但要运用通俗的语言和患者交流。

3. 交流时态度要有亲和力，进行适当的引导，采用中立的话语。

4. 采用恰当的方式和策略说服患者做一些必要的检查，操作前提前告知患者，操作中注意对患者的保护。

附 4-2　情景模拟训练案例

口腔扁平苔藓患者的医患沟通

　　患者，女，56岁，退休职工，因口腔反复破溃2月余就诊。患者自述亲人半年之前因口腔癌去世，精神受到打击，经常失眠，并且担心自己同样患有口腔癌。临床检查双侧颊黏膜、舌背黏膜、双侧舌缘黏膜可见大面积白色斑纹，双侧颊黏膜可见大面积糜烂面，质软，触痛明显。口腔卫生不良，见大量牙石。初步诊断为口腔扁平苔藓，牙周炎。拟予糖皮质激素局部和全身用药，并建议患者行活体组织检查和牙周基础治疗。治疗前后应如何与患者进行沟通？

这类患者常见的关注点包括：

1. 口腔黏膜长期破溃，会不会是得了癌症？亲人有口腔癌病史，是否遗传？

2. 口腔扁平苔藓是慢性病，能治好吗？

3. 使用糖皮质激素治疗是不是副作用很大？

4. 活体组织检查是否必须做，检查后创面会不会不愈合？

5. 口腔扁平苔藓患者饮食的注意事项。

6. 觉得牙齿和口腔黏膜病的关系不大，不太愿意治疗牙齿。

情景模拟评分要点见表4-5。

表4-5　情景模拟评分要点

考核内容	分值	得分	点评与备注
称呼与礼貌	10		
倾听并理解	10		
向患者解释病情，告知口腔扁平苔藓的相关知识	20		
向患者解释辅助检查，例如组织病理学检查的意义	20		
向患者交代治疗的目的和方案	20		
向患者交代扁平苔藓治疗和预防的注意事项	20		
总分	100		

评分依据和要点：

1. 口腔扁平苔藓的病因和发病机制目前尚不明确，可能与多种致病因素有关，例如免疫因素、精神因素、内分泌因素、感染因素、微循环障碍、遗传因素、系统性疾病以及口腔局部刺激因素等。相当一部分扁平苔藓患者有精神创伤史，或有因生活压力过大导致心情不畅、情绪焦虑等。对这类患者进行良好的沟通、心理辅导，鼓励其自我身心调节，对疾病的治疗具有重要意义。

2. 口腔扁平苔藓是一种常见的口腔黏膜慢性炎性疾病，患病率为 0.5%~2%，是口腔黏膜病中仅次于复发性口腔溃疡的常见疾病。该病好发于中年，女性多于男性，多数患者有疼痛、粗糙不适等临床症状。因口腔扁平苔藓长期糜烂病损有恶变现象，WHO 将其列入癌前状态的范畴。该患者口腔黏膜有大面积糜烂面，应指导患者积极配合治疗，并定期复查、随访。

3. 口腔扁平苔藓一般根据病史及典型的口腔黏膜白色损害可作出临床诊断，临床上常结合活体组织检查术确诊，这也有助于鉴别其他白色病变并排除上皮异常增生或恶性病变。

4. 糜烂型扁平苔藓的治疗以控制疼痛症状、促进糜烂愈合、降低癌变的潜在风险为目的。重度糜烂型扁平苔藓可考虑全身使用糖皮质激素或者免疫抑制剂。该患者属于重度糜烂，如果无糖皮质激素禁忌证，可采用全身使用糖皮质激素，一般采用小剂量、短疗程的方案，同时配合糖皮质激素局部制剂。

5. 指导患者定期进行口腔检查，保持口腔卫生，消除局部因素的刺激作用；建立健康的生活方式，积极预防和治疗系统性疾病；注意调整饮食结构及营养搭配，控制烟、酒及辛辣食物；保持乐观、开朗的精神状态，缓解焦虑情绪。

附 4-3　口腔黏膜病科工作流程和治疗相关知情同意书

口腔黏膜病科工作流程须知

1. 对于口腔黏膜病的病种、分类要全面掌握。

2. 详细询问病史，包括：现病史、既往史、既往疾病史、治疗史及用药过敏史等。

3. 口腔黏膜检查按一定顺序进行，避免遗漏；口腔卫生环境、牙周牙体情况、不良修复体也要检查。

4. 对于病损的特点、阳性体征和有鉴别意义的阴性体征要记清楚；病历记录要全面，初诊复诊有对照。

5. 根据病情进行必要的辅助检查和实验室检查。

6. 治疗计划、注意事项要事先告知，慢性疾病、癌前病变要定期复查。

7. 心理因素在很多口腔黏膜病的发病中起重要作用，须重视心理疏导。

8. 药物适应证、禁忌证、不良反应要掌握，指导患者正确用药、告知药物可能的副反应。

9. 重视口腔健康宣教，嘱患者避免进食烟、酒、槟榔，避免不良习惯，维持良好的口腔环境。

10. 全身疾病引导患者及时到相关科室就诊。传染病按流程上报。

口腔黏膜病科患者就诊须知

尊敬的患者（或家属）：我们会根据您的患病情况为您制订最适合您的治疗方案，尽一切努力诊治您的病痛。同时我们也需要您的积极配合以达到理想的治疗效果。由于目前的医疗技术和条件的局限，对一些无法避免的机体反应和治疗后的并发症，希望就诊的患者了解并理解。

1. 很多口腔黏膜病属于慢性疾病，对于初次就诊患者，医师会根据患者情况给予咨询、解释及制订一个系统的综合治疗计划。

2. 患者须积极配合，遵医嘱定期复诊。主诊医师会根据病情变化、疗效及时调整治疗方案。

3. 口腔黏膜疾病有时与一些全身疾病、用药及生活环境有关。为了您的治疗安全，请如实告知全身健康状况、慢性疾病病史等个人信息，配合完成及提供各类化验或体检结果（3个月以内），以免延误诊断和治疗。

4. 很多口腔黏膜病与全身疾病有关，因此治疗前须做血常规、肝肾功能等全身检查，同时应积极治疗全身疾病。

5. 口腔黏膜病大多数是良性疾病，要消除不必要的恐癌情绪。多数患者经过正规治疗后病情可以得到控制，症状缓解，甚至治愈。

6. 口腔黏膜病中有部分属于口腔黏膜潜在恶性疾病，根据病情需要进行组织病理学检查，也须定期就诊观察。

7. 口腔黏膜病患者要树立乐观向上的良好治疗心态，生活要有规律，避免劳累，避免产生各种压抑、焦虑、忧伤等不良情绪，加重病情。

8. 要按医师要求治疗口腔内与黏膜有关的病损：例如拔除残根残冠、拆除不良修复体、修改不适义齿、治疗龋齿、定期洁牙等。

9. 患有口腔黏膜白斑、扁平苔藓、慢性唇炎、天疱疮等慢性疾病患者，饮食中应禁忌：酸、辣、烫、硬、腌制品和麻、涩等食品，戒烟、酒和槟榔。

激光治疗知情同意书

患者姓名 _____　　　　　性别 _____ 年龄 _____ 诊断 _____

　　尊敬的患者（或家属）：我们会根据您的患病情况为您制订最适合您的治疗方案，尽一切努力诊治您的病痛。同时我们也需要您的积极配合以达到理想的治疗效果。由于目前的医疗技术和条件的局限，对一些无法避免的机体反应和治疗后的并发症，希望就诊的患者了解并理解。为依法维护医患双方的合法权益，特告知激光治疗可能出现的并发症及注意事项，以便您了解病情并作出选择。

　　1.告知激光治疗可能发生的一些风险，有些不常见的风险可能没有在此列出，具体的治疗方式根据不同患者的情况有所不同，可与医师讨论有关激光治疗的具体内容。

　　2.告知治疗过程中须闭上眼睛，并且要戴上护目镜。治疗过程中如有声响及觉得温热情况均属正常，若有发烫及其他不适可举手示意医师停止操作。

　　3.激光治疗属于在常规治疗基础上的完善治疗，若术后出现常规治疗后的肿痛及不适均属正常，若出现异常反应，应及时到医院就诊，以便进一步处理，严格遵医嘱治疗。

　　4.口腔治疗后可能会出现疼痛及红肿，应用激光口腔治疗只会使术后反应减轻。

　　5.如果患者有精神异常病史、药物过敏史、有慢性疾病（例如心血管病、糖尿病、性病、出血倾向、服用抗凝药及光敏药物、单纯疱疹病）史，以及对紫外线过敏者和瘢痕体质者等不宜进行激光治疗的情况，治疗前应如实告诉医师。

　　6.激光口腔治疗是一种微创性的治疗手段，具有一定风险，可能发生的医疗风险及并发症包括：局部感染、局部红肿，糜烂渗出、水疱形成、瘙痒感、瘢痕、轻度疼痛、疗效较慢或不确切、病变复发、出血等，一旦发生上述风险和意外，医师会采取积极应对措施。

　　上述内容医师已向我详细解释，我已完全理解。我愿意承担治疗可能出现的风险并遵从医嘱，配合医师完成全部治疗并同意支付所需全部费用。

患者签字：＿＿＿＿＿＿＿＿　　　　　　医师签字：＿＿＿＿＿＿＿＿

受委托人／法定监护人签字：＿＿＿＿＿＿＿＿　　与患者关系：＿＿＿＿＿＿＿＿

口腔黏膜病科

＿＿＿＿＿＿年＿＿月＿＿日

光动力治疗知情同意书

患者姓名 ＿＿＿＿＿＿＿＿　　　　性别 ＿＿＿ 年龄 ＿＿＿ 诊断 ＿＿＿＿＿＿＿＿

　　尊敬的患者（或家属）：我们会根据您的患病情况为您制订最适合您的治疗方案，尽一切努力诊治您的病痛。同时我们也需要您的积极配合以达到理想的治疗效果。由于目前的医疗技术和条件的局限，对一些无法避免的机体反应和治疗后的并发症，希望就诊的患者了解并理解。为依法维护医患双方的合法权益，特告知光动力治疗可能出现的并发症及注意事项，以便您了解病情并作出选择。

　　1. 治疗可能带来不同程度的疼痛，因此治疗过程中可能会给予局部浸润麻醉或表面麻醉，要理解任何麻醉都存在风险。

　　2. 任何所用药物都可能产生副作用，包括轻度恶心、皮疹等症状，以及严重的过敏性休克，甚至危及生命。

　　3. 妊娠期妇女、对光敏感、对卟啉类药物过敏者禁用光动力治疗。

　　4. 因激光对眼睛有所损伤，所以在治疗过程中要正确佩戴护目镜。由于照射时激光亮度极高，如果长时间注视光源，即使佩戴护目镜，也可能感觉不适，故建议在照射的全程中均保持闭眼。

　　5. 治疗结束后，注意保持口腔清洁，遵医嘱使用消毒防腐类漱口液。

　　6. 对于暴露部位（例如唇部）的病损治疗后 24 小时应严格防晒，外出使用遮阳伞并戴口罩，防晒可以减少病损局部色素沉着的产生。

　　7. 治疗后局部可能会出现溃疡等反应；程度和持续时间主要与溃疡严重程度相关，并因此可能需要 7~14 天的恢复期。若疼痛明显或出现大面积糜烂、溃疡，及时复诊。

　　8. 若局部口腔黏膜恢复良好，应每 1~2 周治疗一次，以免间隔时间过长，影响治疗效果。

9.已告知光动力治疗可能发生的一些风险，有些不常见的风险可能没有在此列出，如果有特殊的问题可与医师讨论。

上述内容医师已向我详细解释，我已完全理解。我愿意承担治疗可能出现的风险并遵从医嘱，配合医师完成全部治疗并同意支付所需全部费用。

患者签字：_____　　　　　　医师签字：_____

受委托人／法定监护人签字：_____　　　与患者关系：_____

口腔黏膜病科

_____年___月___日

参考文献

[1] 陈谦明. 口腔黏膜病学 [M]. 5版. 北京: 人民卫生出版社, 2020.

[2] 何虹, 张洁鋆, 孙晓爽, 等. 口腔潜在恶性疾患的病因排序和综合序列治疗新思路[J]. 浙江医学, 2016, 38(14): 1139-1141.

[3] 中华医学会神经病学分会神经心理学与行为神经病学组. 综合医院焦虑、抑郁与躯体化症状诊断治疗的专家共识[J]. 中华神经科杂志, 2016, 49(12): 908-917.

（许隽永）

第五章

儿童口腔科医患沟通

儿童口腔医学范畴包括从胚胎至成人这一生长发育过程中的口腔健康、预防和治疗，这个时期，机体随着生长发育的各个阶段也发生着明显的变化，因此，儿童口腔科的医患沟通也有着区别于其他科室的不同之处。

第一节　儿童口腔科的诊疗特点

儿童口腔医学是以儿童为工作对象的口腔医学，研究其疾病的发病机制和特点、诊断、治疗方法以及预防措施等，服务对象的年龄为 0~16 岁，这个年龄段的孩子，不具有独立行为责任能力，因此，形成了儿童口腔科特定的医患关系。

一、儿童诊疗过程中特殊的三角关系

儿童口腔诊疗中，医患关系不同于一般的医患双方关系，大部分的医患关系是医师和患者一对一的关系，而在儿童口腔科，是一种特殊的三角关系：医师、患者及家长，其中患者处于这一三角关系的顶点，并且是家庭与口腔团队关注的重点。对儿童的诊疗至少是 1：2 的关系（图 5-1），例如，医师面对儿童和父母，而成人口腔医学处于 1：1 状态。对所有口腔工作人员来说，与家长及患者两方面的交流都至关重要。

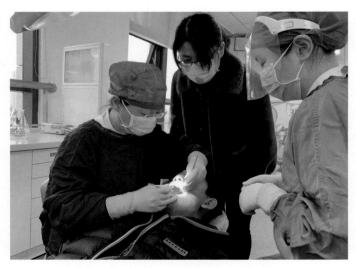

图 5-1　诊疗过程中的医师 - 患者 - 家长

二、不同年龄阶段患者的身心发育特点不同

心理学家发现，对于不同时期的儿童，随着生理、心理、认知的改变，其在心理、社交、情感、理解力的发展也不同，他们在就诊过程的表现就会不同，与儿童接触的医师们应当了解不同年龄阶段儿童的生理、心理及认知上的不同，根据不同时期儿童的生长发育特点采用不同的沟通技巧。

在婴儿期（0~3岁），婴儿的感知觉最先开始发展，其注意方式从不随意注意发展到随意注意，从受客体刺激物的外部特征所制约发展到受主体内在心理活动控制。记忆从情绪记忆、动作记忆发展为表象记忆和词语记忆。婴儿也开始具有整合信息并分类编码的加工能力，同时也有在解决问题过程中尝试行为和策略的发展。在该阶段，可将婴儿气质类型划分为：①容易抚养型；②抚养困难型；③发展缓慢型。由于其认知发展的限制，该阶段的儿童绝大多数都无法配合医师的治疗，也无法通过常用的行为干预方法取得其合作。

幼儿期（3~6岁）相当于幼儿园教育阶段，游戏是该时期的主导活动。游戏对幼儿心理发展具有重要意义，幼儿的游戏主导着他们的认知和社会性发展，幼儿的各种学习多是通过游戏活动进行的，游戏是幼儿教育的最佳途径。该时期儿童无意识记忆为主，有意识记忆发展较迅速；形象记忆为主，词语记忆逐渐发展；机械记忆和意义记忆同时发展并相互作用。幼儿思维的主要特征是具体形象性思维，而逻辑思维开始萌芽。该时期有一特殊时期值得注意，即儿童发展的第一逆反期，年龄主要是3~4岁，主要表现为幼儿要求行为活动自主和实现自我意志，反抗父母控制。因此，在此阶段医师可以通过游戏的方式来对儿童进行心理干预。

童年期的年龄范围是7~12岁，属于小学阶段。童年期是认知发展的具体运算阶段，在9~10岁，即小学中年级阶段，其思维从具体形象思维向抽象逻辑思维过渡。在此阶段使用讲－示－做（tell-show-do, TSD）技术等可以取得良好的效果。

少年期是11~12岁至15~16岁，这个时期儿童处于初中阶段。该时期是自我意识发展的第二个飞跃期，表现为强烈关注自己的外貌和风度、深切重视自己的能力和学习成绩、强烈关注自己的个性成长、有很强的自尊心。少年期的自我中心性表现在独特自我（将自我的情绪、情感体验扩大化、绝对化）和假想观众（将自己作为关注的焦点，将自己的心境投射到别人身上）。少年期儿童普遍存在

反抗心理，表现为独立自主意识受阻而抗争、为社会地位平等的欲求不满而抗争以及观念的碰撞。在治疗中让儿童获得更多地参与或许会获得更好的效果。

三、儿童口腔疾病的特点

1. **发病年龄低**　婴幼儿在牙齿刚萌出不久，甚至牙齿未完全萌出，就有患病风险。

2. **涉及牙齿多**　在同一儿童口腔内，多数牙齿可同时患病（图 5-2），也经常在同一颗牙的不同面同时患病。

3. **疾病发展快**　由于乳牙和年轻恒牙的牙釉质和牙本质均较薄，而且矿化程度较低，髓腔较大，髓角较高，龋坏极易波及牙髓，有可能很快发展为牙髓炎，根尖周炎甚至残冠、残根。

4. **疾病严重程度和症状不成正比**　发病早期自觉症状不明显，患者往往没有感觉明显疼痛就已经发展到根尖周炎。

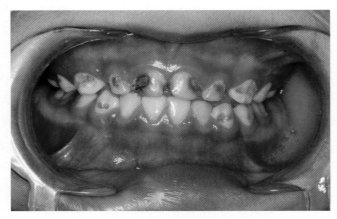

图 5-2　低龄儿童多颗牙发生大面积龋坏

第二节　儿童口腔科的患者及家属特点

儿童口腔科中，患者作为一个特殊的年龄群体，与成年人有所区别，同时，医护人员还要兼顾患者家长这一群体。

一、儿童口腔科的患者特点

儿童口腔科的患者年龄小，往往不能正确表述症状，医师需要通过问诊家长和具体的口腔检查，综合判断疾病的情况。诊疗中患者的配合度差，常常不能配合常规检查和治疗，为医师的诊断和治疗带来困难。

这个阶段的患者牙科畏惧比例高，与成年患者相比，儿童患者牙科畏惧比例明显增高。这就是为什么大家一提起儿童口腔科，马上就联想到患者的哭闹声和抗拒性的肢体动作。

然而，这个阶段的患者一旦对某个医师产生认同感，一般不愿意换医师，无关医师的年资、身份等。在儿童口腔科，不论是专家、普通医师，甚至实习医师、处于规范化培训阶段的医师，都会拥有不同的粉丝患者，不同的患者，会喜欢不同的医师为自己诊治，往往换了医师，会导致患者的配合度大大降低而耽误治疗。

根据富兰克林行为等级表，可将就诊的儿童按行为分为四级。

一级：完全消极。患者拒绝治疗，用力哭喊，害怕或任何其他明显的极度消极的迹象。这就是我们通常说的不合作患者（图5-3），在我们的患者群体中占了不可忽视的一部分，也是我们行为管理的重点关注对象，与这类患者的医患沟通会直接导致行为管理的成败。

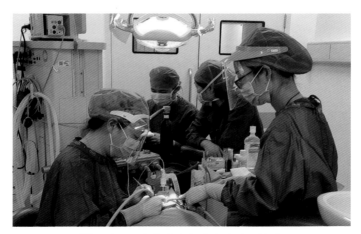

图5-3 不合作患者在全身麻醉下治疗

二级：消极。患者可以勉强接受治疗，偶有不合作的行为，有消极态度的迹象但不显著，例如，不高兴、沉默寡言、张口度欠佳，或者张口时间较短，治疗过程中需要多次中断治疗等待患者重新开始配合。这样的患者，医患沟通至关重要。如果沟通得当的话，也许数次治疗后患者就转变为积极的方式；如果沟通不当，则可能直接转变为完全消极的那一部分。

三级：积极。患者能够接受治疗，有时很小心，乐意去配合医师，有时有所保留但是可以合作地遵从医师的指令。这类患者如果医患沟通做得恰到好处，可以一直保持这种状态甚至可能会转变进入完全积极的群体中。

四级：完全积极。这类患者与医师关系和谐一致，对牙科治疗程序感兴趣，会开心和享受整个治疗过程，尽管如此，这类患者也需要注意医患沟通，是继续维持这样良好的状态，还是会转变至消极甚至完全消极的那一类，与我们良好的医患沟通息息相关。

目前，大多数临床医师将儿童行为描述为以下三种：合作，涵盖了上述完全积极和积极那部分患者；缺乏合作能力，即上述完全消极的那类患者；有合作的潜能，即上述消极的那部分群体。同样地，不同的医患沟通方式，都会导致这几类孩子就诊行为方式的改变。

二、儿童在就诊过程中常见的行为表现

（一）无法控制的行为

无法控制的行为反应经常发生于学龄前儿童第一次去口腔科就诊时。这种行为反应是发怒的一种表现，可能开始于候诊室甚至在儿童到达就诊大厅之前。以眼泪、大声哭泣、身体上猛烈摇动以及手腿乱动为主要特征。这些都提示为焦虑以及外向的性格类型，这种显著的状态经常见于学龄前儿童，但急剧的紧张会导致 6 岁左右的儿童回归到这种早期的行为表现形式。

（二）有挑战性的或挑衅的行为

有挑战性或挑衅的行为在儿童的所有年龄阶段都存在，但在中小学校年龄组的儿童中更加显著。以这种方式反抗的儿童在他们的家庭环境中经常表现为相似的行为，有这种行为的儿童通常自尊心较强、比较固执、性格外向，他们会通过外在行为来表达自己的不满。这些儿童有潜能去变得高度合作并且可以成为医师

最好的患者之一。

（三）胆怯的行为

如果医师未能察觉出儿童的胆怯，对这些儿童的管理不当，那么他们的行为可能变得不受控制。这些儿童表现出高度焦虑并很难接受治疗。医师必须缓慢地开始治疗并获得儿童的信任。如果医师匆忙地开始治疗，则可能危及需要连续进行的整个疗程。

（四）紧张合作关系的行为

一些紧张合作关系的儿童的行为处于积极与消极的边界。这些儿童以接受治疗为典型特征。由于他们没有显示出暴力或不礼貌的行为，因此不能定义为胆怯，然而，他们非常紧张。医师应该意识到这些患者的家长可能对于牙科治疗相当恐惧。在大部分情况下，医师一个友好的词、一个积极的评论以及鼓励，都可以减少患者的紧张程度。

（五）哭泣和啜泣

哭泣被认为是紧张的一种表现。一些儿童哭中带泪，一些儿童哭中无泪，还有儿童表现为啜泣，这类儿童的情感表现不是非常的大声——他是受控制的且声音是持续不断的。面对啜泣的儿童时需要很大的耐心。他们允许医师开始治疗，尽管鼓励了，但啜泣贯穿了治疗的大部分过程。

（六）消极的反抗

消极的反抗是一种完全不同的类型，经常见于青少年，想象一个青少年在牙椅上十分萎靡，对家长言语上没有反应。当医师试图使儿童参与到过程中时，交流往往以失败告终。当医师尝试进行口内检查时，患者可能紧咬牙抵抗检查，紧紧抓住牙椅至指关节变白，避免眼神接触。这种类型是由一大串原因引起的行为问题的一个症状，导致这种情形可能是由于患者焦虑、不喜欢，或缺乏兴趣。

三、患者家长的心理特点

患者家长的语言、行为等对于患者就诊过程的行为有很大影响，医师需要了解家长的心理特点，针对不同的特点采取不同沟通技巧。患者家长的心理可以分为以下几种：

1. 焦虑　儿童生病后，家长会非常着急，既希望能够很快解决问题，同时对一些稍微复杂的治疗，又担心治疗过程的痛苦、副作用或患者的耐受度等。

2. 轻视　也有家长认为牙齿疾病是小问题，平时的日常生活中没有给予足够的重视，即使情况比较严重来就诊时也没有引起足够的重视。此时，往往疾病较严重复杂，需要多次治疗，且治疗方法也较复杂，但家长没有思想准备，甚至认为医师是小题大做，难以做到配合治疗。

3. 意见不统一　在儿童口腔科，患者陪同家长较多，患者父母双方，甚至还有爷爷、奶奶、保姆等，针对患牙的治疗方案，家长争论不休，意见不统一，也难以让医师顺利地开展治疗。

4. 漠不关心　个别家长对患者的整个治疗过程中因恐惧产生的不配合等行为视而不见、漠不关心，认为来到医院一切事情都是医师的职责范围，只要到了医院，医师就必须让患者配合地完成治疗。这也给治疗带来额外的困难。

四、对儿童就诊行为可能产生影响的因素

1. 父母的态度对儿童的影响　儿童口腔疾病的诊疗过程中家长的态度对于治疗是否能够顺利进行十分重要，家长言语及行为上的焦虑有时会增加患者的焦虑及恐惧，家长对于是否接受治疗的犹豫会增加治疗失败的概率。

2. 家庭教育对儿童的影响　儿童从来都不是孤立存在的。他们来自不同的家庭，并有家人、朋友和他人经历等塑造和影响他们。对于同一年龄阶段的儿童，家庭教育中家长原则性较强的儿童在就诊过程中配合度会相对较高；相反，家长比较溺爱、没有原则的儿童，不能配合正常治疗的概率会相对大一些。同时，家庭教育以说服教育为主的儿童，相对配合度会较高；而家庭教育以暴力为主的儿童，恐惧心理有可能会严重，导致很难配合正常治疗过程。

3. 其他因素的影响　随同就诊人员意见不合，例如，当父母坚持要给儿童治疗时，同行的爷爷奶奶可能会舍不得儿童经历治疗的痛苦，从而反对治疗，这些也可能导致儿童拒绝并且不配合治疗。就诊环境、诊室内其他患者的表现等都会对儿童就诊产生影响，例如一个患者第一次来就诊，一进诊室，就听见和看见别的患者治疗时大哭大闹，会增加心理恐惧，降低治疗时的配合度。

第三节　儿童口腔科的医患沟通策略

在儿童口腔科，医患沟通包含两方面，与患者的沟通以及与患者家长的沟通。

一、与患者的沟通策略

（一）治疗前的沟通策略

1. 语言　接诊医师语言要轻柔，尽量使用儿童习惯的语言，可称呼患者的小名或者昵称，拉近与患者的距离。

2. 非语言表达　接诊医师须面带微笑，肢体语言表现出对患者接纳以及欢迎的态度，而不是让患者感觉到医院和医师是冷冰冰的。

3. 营造气氛　医护人员治疗前须营造良好的氛围，将治疗相关视频提前演示，让患者对治疗有一个相对可以接受的初步印象（图 5-4）。

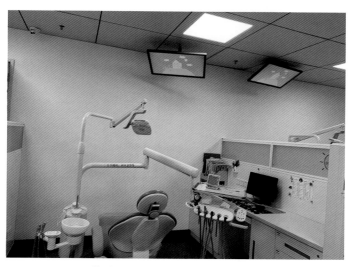

图 5-4　营造温馨、温暖、极具亲和力的就诊环境

（二）治疗中的沟通策略

医护人员在操作之前进行简单演示，同时尽量避免演示可能会刺激患者让其产生恐惧的过程。

医护人员也可使用形象的比喻，例如将牙科手机比喻成电动牙刷，吸唾器比喻成电动吸管、大象鼻子等，治疗时告诉患者是用医院专用的电动牙刷为孩子彻底清洁牙齿，将"蛀牙菌赶跑"等。

医师在治疗时，操作一定要轻柔，避免不必要的疼痛，尽可能减少患者治疗时的不适感（图 5-5）。操作必须熟练、迅速，尽可能减少治疗时间，尤其是首次就诊的儿童。

通过改善诊疗环境，例如在儿童口腔科诊室中配备电视等设备，也可以在装修诊室时尽量童趣化，让患者一进入这个环境，感受到的是这个环境的温暖有趣，而不是冷冰冰的医院。

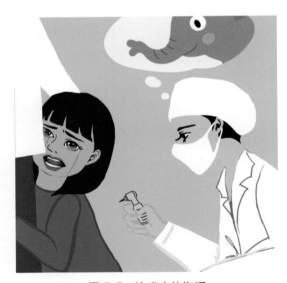

图 5-5 治疗中的沟通

（三）治疗后的沟通策略

1. 语言的赞美和鼓励 在患者完成本次治疗后，医护人员一定要及时对患者此次治疗中配合的部分给予大大的肯定和赞美，让患者对自己更有信心，从而在以后的治疗中会更加配合。

2.**设定奖励机制**　在儿童口腔科，可以准备一些小礼物，像贴纸等，对于需要鼓励和肯定的患者，可以奖励一个贴纸，尽管价格不高，但对患者来说，是很高的荣誉，从而鼓励患者今后保持现有的配合状态甚至会更加配合（图5-6）。

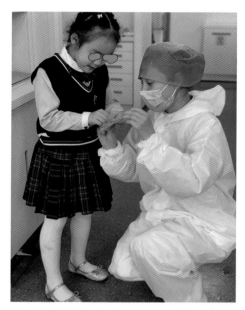

图 5-6　治疗后的赞扬及温馨宣教

二、与患者家长的沟通策略

1.**对于患者病情的沟通**　医师在诊疗之前，需要针对患者的情况对家长有尽可能详细的解答，既减轻家长顾虑，避免不必要的焦虑，同时也要引起家长对于口腔健康的重视，改变患者可能存在的不良的口腔卫生习惯，以及治疗的重要性，从而使者能够积极配合。只有家长配合，患者才有可能配合。

2.**对于治疗方案的沟通**　如果在有急症的情况下，例如急性根尖周炎伴间隙感染、外伤等，必须先处理急症。在没有急症的情况下，对于第一次就诊的低龄患者可以考虑先处理症状较轻、治疗时不太会引起较强不适感的牙齿，让患者对治疗的初次印象相对好一些，以取得患者的进一步配合，针对治疗方案，一定要事先和家长有良好的沟通并取得家长的认同，特殊治疗在治疗前一定要签署知情同意书。

3. 对于治疗结果的沟通 医师要对所治疗的牙齿的预后有个预先的判断，提前告知家长可能会出现的问题及处理方法。例如患者极不配合治疗，龋病充填治疗过程中可能出现龋损组织去除不净、隔湿不完全等情况，有可能造成继发龋的发生、充填物脱落等问题，有些炎症较严重的牙齿，即使经过彻底有效的治疗，后期也可能存在疗效欠佳、治疗失败等后果，所以必须在治疗前经过家长同意，再进行治疗，否则，会引起不必要的医患纠纷（图 5-7）。

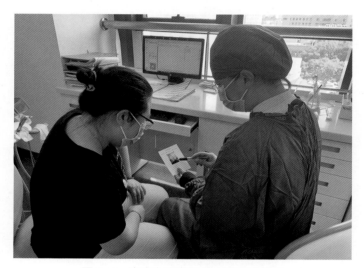

图 5-7　治疗中注意和家长的及时沟通

附 5-1　儿童口腔科医患沟通正误案例视频

错误视频

正确视频

在与患者和家长问诊、交流过程中须注意：

1. 耐心倾听家长诉求，与患者交流要和蔼可亲，有耐心。

2. 给患者做检查时动作要轻柔。

3. 家长对治疗方案有顾虑时，不过于强求，给家长充分的考虑时间。

4. 用通俗易懂的方式解释病情和治疗方案。

附 5-2　情景模拟训练案例

儿童患者与家属的医患沟通

患者 13 月龄，2 小时前在家中玩耍时不慎摔倒，上前牙磕碰地面导致松动，遂前来就医。患者年龄较小，哭闹不已，很难配合正常检查，医师接诊后，经过口腔一般检查和拍摄牙片，发现上前牙Ⅱ度松动，有明显根折影像，建议拔除，家长觉得患者较小，对拔除患牙比较犹豫，这种情况下你如何与患者家长沟通？

情景模拟评分要点见表 5-1。

表 5-1　情景模拟评分要点

考核内容	分值	得分	点评与备注
称呼与礼貌	10		
换位思考，体谅家长的心情和处境	15		
治疗前与家长就患者情况进行细致沟通	25		
就检查结果和治疗方案与家长进行详细解释	25		
解释过程语气语调	15		
尊重家长的知情同意和对治疗方案的选择	10		
总分	100		

沟通要点：

1. 医护人员首先请患者家长抱住患者就座（主动与患者沟通增进认识）。

2. 医护人员注意安慰家长，缓解家长的紧张情绪。

3. 在沟通过程中，耐心并详细地询问患者的受伤过程，就拍摄的牙片情况和检查情况向患者家长说明外伤牙可能需要拔除。

4. 进一步说明这颗牙齿的预后不良，希望能消除患者家长顾虑。

5. 如果家长对于立刻拔牙心存顾虑，可给予患者家长考虑时间，不强求立即治疗，预约下次复诊时间（1 周左右）。

附 5-3 儿童口腔科相关知情同意书

乳牙拔除术就诊须知

1. 术后咬紧棉块 30 分钟，尽可能咽下口腔内唾液。

2. 2 小时后方可进食，食物不可过烫过硬，近期避免用拔牙侧咀嚼。

3. 当日忌漱口和刷牙，次日恢复正常，若有不适须及时随诊。

4. 若使用注射麻醉，应交代家长注意防止患者咬颊、唇等软组织，从而造成不必要的创伤。

5. 咨询电话 ××××××××。

乳牙充填术就诊须知

1. 若备洞过程中发现穿髓或疼痛等不适，可能须改行牙髓治疗。

2. 若备洞过程中未见穿髓，可行护髓充填，因牙齿结构的特殊性，充填后可能出现充填物脱落或继发龋坏，须定期检查。

3. 充填后数天至数周内可能有不适，若出现充填后疼痛肿胀等，须改行牙髓治疗。治疗费用为每牙 ×～×× 元不等。

4. 咨询电话 ××××××××。

乳牙牙髓治疗术就诊须知

1. 乳牙由于其特殊性，感染可能难以控制或加重，继而损伤恒牙胚。

2. 根管可能因钙化堵塞弯曲导致不通。

3. 术中可能发生器械分离、髓壁和根管侧穿、髓底穿孔。

4. 术中、术后可能发生肿痛不适或牙齿折裂等。

5. 其他并发症。

以上原因均可能导致治疗失败而须拔除患牙。

6. 根管治疗总费用为每牙 ×～×× 元。金属预成冠费用 ×× 元。

7. 咨询电话 ××××××××。

乳牙外伤就诊须知

1. 外伤牙诊断和治疗都需要 X 线片的辅助，若患者年龄小，无法配合摄片，则医师可能对病情的掌握不完全，需要后期不断随访观察，调整治疗方案。

2. 外伤牙视严重程度选择暂观、充填、牙髓治疗、松牙固定、拔除等。为防止伤害到下方继承恒牙胚，一般半脱位、全脱位牙齿不建议复位固定。

3. 乳牙外伤除了对乳牙本身造成伤害，严重时可能引起下方继承恒牙的发育异常，甚至造成埋伏、发育停滞等。因此需要患者定期复查，一旦发现继承恒牙的异常要及时处理。

4. 咨询电话 ××××××××。

年轻恒牙外伤就诊须知

1. 可能的并发症：牙髓炎、牙髓坏死、牙冠变色、牙根吸收、髓腔钙化、根尖周炎、根骨粘连等，若出现以上情况应视牙根发育情况选择相应的牙髓治疗，必要时辅助正畸牵引，成年后行冠修复恢复牙齿外形。若患牙丢失或患牙无保留价值，拔除后及时行间隙保持或临时修复。

2. 外伤牙恢复初期勿用患牙咬物，避免冷、热、酸、甜刺激。

3. 对于松动外伤牙根据松动度选择𬌗垫固定或夹板固定。

4. 年轻恒牙萌出后 3~5 年牙根才能发育完全，受外伤后牙根发育的时间可能延长，因此需要定期检查，一般以 3 个月为周期，复查至牙根发育完成后可适当延长复查周期。

5. 若外伤牙全脱位再植，则牙髓保存的概率极低，须择期摘除牙髓，后期存在牙根吸收的可能性；若出现牙根不可逆吸收，则患牙无法保存，须拔除后修复。

6. 咨询电话 ××××××××。

间隙保持器就诊须知

1. 固定式间隙保持器：不需要取戴，可有效维持近远中径，无咀嚼功能，不能保持垂直距离。患者进食时须注意尽量避免黏食和硬物，同时由于口腔环境内粘接剂存在溶解的可能，固定式间隙保持器易脱落，若脱落松动应及时取出，至医院重新粘接。若丝圈发生变形，则须重新取模制作。如果患者年龄较小，则在颌骨发育高峰期需要根据间隙变化调整保持器。

2. 活动式间隙保持器：可有效维持近远中径和垂直距离，可恢复部分咀嚼功能，但需要患者配合。同时根据患者颌骨发育情况，一般每半年需要更换一副保持器。

3. 无不适请定期检查，一般以 3 个月为周期，注意保持口腔卫生。

4. 咨询电话 ××××××××。

根尖诱导成形术就诊须知

1. 年轻恒牙由于各种原因（外伤、龋病、畸形中央尖折断等）造成牙髓感染，无法继续使牙根进一步发育时，需要采用根尖诱导成形术帮助根尖形成，为根管治疗提供条件。

2. 根尖诱导成形术的关键在于消除炎症，因患牙炎症轻重不同，前期消炎换药次数有所差异，待炎症控制后导入药物，促进根尖硬组织沉积钙化。由于用来促进钙化的药物会有吸收，因此必须每 3 个月定期检查，防止药物吸收后影响治疗效果。每次复诊都需要拍摄 X 线片进行辅助检查，一旦牙根根尖硬组织形成完全的封闭，则行根管治疗，成年后行冠修复。

3. 由于根尖发育的差异，若牙根过短或者根尖敞口过大时，根尖诱导成形术的成功率较低，存在炎症控制不佳、牙根根尖硬组织沉积不佳、牙根短小、根折等可能性，最终可能导致患牙被拔除。

4. 现有条件下，若牙根发育较短、根尖敞口较大的情况下，可以采用牙髓血运重建的方法治疗患牙，后期观察周期不变，一般 3 个月复诊，通过摄片观察牙根发育情况，直至牙根发育完成为止。

5. 咨询电话 ××××××××。

恒牙根管治疗就诊须知

1. 恒牙根管治疗，尤其是恒磨牙的根管治疗，由于患者张口度以及张口时间有限，根管治疗难度大，个别患者可能会出现颞下颌关节不适。

2. 恒牙根管治疗术前、术中、术后须拍摄 X 线片，以辅助病情判断、治疗情况的了解。

3. 由于患牙自身解剖原因，根管治疗术中可能会发生器械分离、髓腔穿通、根管侧穿等并发症。同时也会存在术后充填欠密实、不到位等情况，患者配合程度欠佳发生的概率更高。

4. 治疗过程需 2~4 次，请按时复诊。年轻恒牙因根尖孔发育欠佳等因素易出现术中、术后肿痛不适等情况，可视情况口服消炎药或观察，若无法缓解请及时就诊。

5. 治疗期间避免用患牙咀嚼，以免暂封物脱落。

6. 根管治疗后的牙齿应避免咬硬物，以防牙体折裂，为恢复患牙的咬合高度可考虑嵌体修复，成年后视情况行冠修复。定期进行口腔检查，加强口腔卫生，防止继发龋。

7. 咨询电话 ×××××××××。

牙髓血运重建术就诊须知

1. 适应证是牙髓坏死、根尖孔开放的年轻恒牙。

2. 对治疗中所用的药物过敏者不可进行本治疗。

3. 治疗过程中有可能会将根管内和根管壁的坏死组织、细菌以及牙本质碎屑推到残髓组织及根尖乳头组织中，不利于感染的消除，导致治疗失败。

4. 术中和术后牙齿可能会发生短期或长期的变色。

5. 患者及监护人需要注意患者的口腔卫生。

6. 术中、术后可能出现器械折断、充填物脱落等。

7. 可能的不良反应有：疼痛、肿胀、牙齿松动、牙龈瘘管、根管钙化、根尖周炎、牙根内外吸收、根骨粘连、牙折等。

8. 若术中不能顺利从根尖刺破引血，则须将由静脉血离心制备的富血小板纤维蛋白注入根管内。

9. 术后根管有钙化的风险，需要进行长期随访观察，患者及监护人需要密切配合，按时复诊。

10. 治疗结束后随着牙根逐渐发育完成，一般不需要进行根管治疗，但牙齿在根管中段可能出现弥散性的钙化影像。因此建议患者 18 岁后如果牙齿须进行桩核等修复，则在牙根发育完成后尽快完成根管治疗。

11. 牙髓再生的治疗过程中并没有对牙齿产生任何不可逆的损伤，如果治疗不成功，仍然能改行根尖诱导成形术。

12. 咨询电话 ×××××××。

不合作儿童强制治疗须知

1. 不配合治疗的儿童，如果牙齿已发展至牙髓炎、根尖周炎甚至间隙感染急需治疗，则需要在束缚下进行治疗，包括使用开口器等。对患者进行保护性约束，目的是安全有效地完成治疗。

2. 束缚治疗对患者心理可能会造成一定的影响。

3. 强制束缚治疗存在的风险：①软硬组织意外损伤。②器械、棉球滑落气道、消化道造成窒息等严重后果，滑落器械需要手术取出。③在患者不合作的情况下，无法做到彻底去除腐坏组织及无菌隔湿，严重影响治疗效果。

4. 不合作患者束缚下每次仅能进行一颗牙齿的治疗，应严格控制操作时间，降低风险。

5. 若无急症，一般建议不合作的患者可在全身麻醉下治疗。

6. 咨询电话 ×××××××。

全身麻醉下儿童口腔治疗的注意事项

治疗前注意事项

1. 为保证患者安全，接受全身麻醉治疗前请家长如实告知孩子有无慢性疾病，例如哮喘、癫痫、高血压、先天性心脏病、食道裂孔疝、胃食道反流等疾病。哮喘、癫痫、心脏病和高血压等疾病术前应进行药物治疗，由经治内科医师综合评价，病情处于平稳期，可在全身麻醉下进行治疗。

2. 因为饱食或胃没有排空的患者在实施麻醉时会发生呕吐或误吸，出现呼吸道梗阻、吸入性肺炎，甚至危及生命。接受全身麻醉的患者应在治疗前禁食水（包括清水、奶、固体食物）8 小时以上。全身麻醉术前一晚应吃易消化的食物。

3. 全身麻醉术前应进行必需的实验室检查。

4. 术前等待期间注意日常起居，尽量避免在术前患上呼吸道感染、腹泻等疾病，影响手术如期进行。

5. 治疗当日请给患者穿着易于穿脱的宽松衣裤。

6. 术后患者半清醒时需要家长搂抱或搀扶患者。因此，离院时最好有两位成人陪伴。

治疗后注意事项

1. 患者在全身麻醉口腔治疗后须留院观察 1 小时以上，获得经治医师许可后方可离院。在复苏过程中患者可能会有哭闹、不安等表现，绝大多数可以在一段时间后缓解。

2. 离院回家途中患者应尽量保持卧位。治疗完成后 2 小时方可饮用少量清水，奶制品不得饮用，观察 15 分钟后无恶心、呕吐等情况后再喝奶，逐渐增量，以不出现胃胀、恶心或呕吐为原则。治疗完成后 6~8 小时可吃流食。全身麻醉后的患者应有专人看护至次日晨，其间尽量不要下床活动以免摔倒。

3. 术后某些患者可能出现鼻腔不适、声音嘶哑、咽喉部不适等表现，多数患者可在数天内自行缓解，若局部有炎症须按医嘱服用抗生素。

4. 全身麻醉下一次治疗全口患牙，多颗牙齿外形被修复后全口咬合关系会发生变化，患者须逐渐适应新的咬合关系，在治疗后的头几天请给患者稍软且易咀嚼的食物。

5. 全身麻醉术中有时需要加注局部麻醉药，术后患者可能会有局部软组织的麻木，请家长注意不要让孩子吸吮、咬抠局部软组织，避免创伤性溃疡。拔牙的患者在治疗当日不要进食过热或其他刺激性食物，不要反复漱口，避免破坏拔牙窝血凝块，引发拔牙后出血，术后次日晨起刷牙漱口。

6. 全身麻醉下对牙齿治疗的方法与常规条件下治疗的方法没有差异，对那些牙体硬组织缺损大、根尖病变严重的患牙并不会因在全身麻醉下治疗而显著改善疗效。深龋充填后可能会在一段时间内有冷热刺激不适，根管治疗的牙齿可能会有咬合痛、自发痛等表现，请根据医师术后医嘱进行相应处理。

7. 全身麻醉下的牙齿治疗是对已经出现龋坏、牙髓根尖病变的牙齿进行治疗，治疗本身并没有预防作用，应遵医嘱，术后 1 周、3 个月、6 个月复查，之后每半年做一次口腔检查，并培养患者良好的口腔卫生习惯，预防再发口腔疾病，这需要家长在日常生活中与患者一起努力。

参考文献

[1] 葛立宏. 儿童口腔医学[M]. 5版. 北京: 人民卫生出版社，2019.

[2] JIMMY R P, PAUL S C, HENRY W F. 儿童口腔医学[M]. 葛立宏, 译. 4版. 北京: 人民卫生出版社, 2009.

[3] 葛立宏. 儿童口腔医学[M]. 2版. 北京: 北京大学医学出版社, 2013.

[4] 葛立宏. 儿童口腔科治疗中的焦虑与疼痛控制[J]. 北京大学学报, 2009, 41(1): 6-9.

[5] 王锦帆, 尹梅. 医患沟通[M]. 2版. 北京: 人民卫生出版社, 2018.

（张晓旻）

第六章

口腔修复科医患沟通

　　口腔修复学是口腔医学的四大核心学科之一，主要是解决牙体缺损、牙列缺损和牙列缺失患者的咀嚼功能缺失和美观缺陷两大方面的问题。目前口腔修复学涉及的各类牙列缺损和缺失可以通过传统的可摘局部义齿、全口义齿和固定义齿来治疗，也可以通过种植义齿这样的新型修复方式进行治疗。不同的修复方式导致的功能恢复、美观效果、舒适度、费用和治疗周期等因素差别较大，因此需要与患者进行充分而全面的医患沟通。高效的医患沟通，不仅能够解决患者的选择困难症，也可以提高患者的依从性和配合度，进而提高修复效果。

第一节　口腔修复科的诊疗特点

口腔修复科的主要工作内容就是运用人工修复体来重建患者缺损或缺失的牙体、牙列，乃至颌骨等软硬组织的形态与功能。各种修复体不仅能够恢复患者原有的咀嚼功能，还能改善乃至重建患者的美观、语言等功能。口腔修复科的任务不仅是雪中送炭，更多的是锦上添花，因此对于患者的心理需求关注更多。

一、口腔修复科疾病的特点

口腔修复科的疾病多为牙齿或牙列的缺损与缺失，表现为组织结构的不完整，具有可代偿性、非致命性、非紧迫性的特点。

由于整个牙列由 28~32 颗牙齿组成，当出现单个牙齿牙体缺损、缺失，乃至多颗牙齿缺失时，余留牙齿可以发挥牙周潜能，来弥补缺损的咀嚼功能，因此具有明显的可代偿性。加之现代人类的食谱偏向精细化，对于牙齿的咀嚼研磨功能要求也在下降，因此个别牙的缺损与缺失不会影响正常的咀嚼功能。例如，2001 年，世界卫生组织就明确提出 80 岁以上的老人仅有 20 颗牙齿也足以满足日常的咀嚼功能（图 6-1）。正因为牙齿的缺损和缺失是单个逐步发生的，因此患

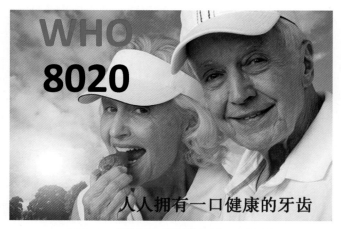

图 6-1　世界卫生组织的口号——8020

者可以通过调用牙周潜能、延长咀嚼时间、调整食谱来适应。由于部分牙的缺失不会威胁患者的咀嚼功能，更不会危及生命，因此最终导致患者对于缺失牙的治疗没有较大的紧迫感。

二、口腔修复科治疗的特点

口腔修复诊疗多为非疼痛性、非创伤性、非侵入性治疗，具有可逆性、可更换的特点。

由于口腔修复方式多样，其中的可摘局部义齿和全口义齿修复是利用剩余牙齿或口腔黏膜来获得固位和支持，仅需微量预备牙体组织，或者根本无须调改余留组织，因此这些修复方式具有无创、可逆和可互换的特点。例如，当患者对义齿基托的异物感无法耐受时，还可以改用固定修复或种植修复；当然，当种植修复失败时，也可以再更换为可摘局部义齿或全口义齿修复。这样对患者来说，修复方式的选择更多，甚至可以在必要时进行修复方式的更换。

由于粘接技术的进步显著提高了修复体的固位力，使得无须再行大量的牙体预备获得固位形，现在对于单纯的牙体缺损或者前牙牙齿缺失的患者可以采用微创，甚至无预备的方法进行贴面、嵌体、部分冠，乃至粘接桥等修复形式进行治疗（图6-2）。因此微创越来越成为口腔修复治疗的主要趋势，这样对于患者造成的创伤和痛苦也越来越小。

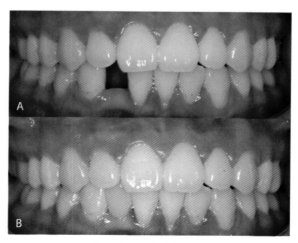

图 6-2　微创的粘接桥

A. 修复前；B. 修复后

即使是固定桥或种植义齿这样的有创性修复方法，也都是在局部麻醉下进行的，减少了患者的手术痛苦；由于采用了更高强度的修复材料，例如氧化锆全瓷材料，使得牙体预备量也在减少；对于种植手术来说，由于采用了种植导板或导航技术也使得种植的精准度和创伤性，以及并发症的发生率均显著改善。这些技术的进步使得患者修复治疗过程中的创伤越来越小，疼痛越来越少，体验越来越好。

三、口腔修复科患者的特点

口腔修复科的患者主要为解决功能缺陷，或改善美观而来，因此对于修复诊疗的迫切性和必要性并不明显。由于不存在疼痛，对正常工作生活的影响较小，因此也没有一般患者常见的恐惧和焦虑。正因为修复科的疾病多为择期治疗，因此患者的心理特点总体表现为平和（对治疗时机的随意性）、轻视（对治疗过程的简单化的认知），乃至盲目（对治疗效果的过高期望）。但是治疗过程中一旦出现疼痛，或者说治疗效果未达预期，则会出现明显的焦虑烦躁的情绪，从而影响与医师的正常沟通。

随着年龄的增长，由于牙周病和龋病的发生率有所增加，牙齿的缺损和磨损、牙列的缺损和缺失也日渐增多，因此口腔修复科的患者以老年人为主。老年人不仅在生理上处于衰退状态，理解能力和新鲜事物的接受度也在下降。因此在临床沟通中，医师需要花费更多的精力和时间，必要时还需要家属的参与，以帮助患者更好地理解修复方案。老年人更关注义齿的功能恢复情况，即使只恢复了部分功能，能够实现常规软食的咀嚼也能接受，也更能耐受治疗过程中的不适，例如，由于老年人的咽反射不敏感，对于印模制取，乃至戴用活动义齿大面积基托的耐受度远较年轻人高。由于退休在家，对于治疗周期不甚敏感，能够接受活动义齿所需的多次复诊，甚至戴牙后出现的多次义齿调改。但是老年人由于过去养成的勤俭节约习惯，对价格可能会更加敏感，需要在治疗前和患者再三确认修复方式和修复材料。老年人经常从原有的生活经验上来选择修复方案，如传统的活动义齿和固定义齿是过去的主流修复方式，由于身边熟人或者自身的戴用经验，传统的活动义齿或固定义齿对于他们来说是一个更易理解和认同的修复方案。对于老年人来说，义齿修复更多地是雪中送炭，实现他们咀嚼功能从弱到强，乃至从无到有，因此他们愿意付出更多的精力和时间，也愿意耐受更多的并发症，相对的依从性会更好。

而随着社会发展，人们对于牙齿美学也日趋关注，越来越多的年轻人由于牙齿的颜色或形态的异常而寻求口腔美学治疗。其中的修复治疗由于治疗周期短、成本低、疗效显著成为口腔美学治疗的主流方式。相较于老年人，年轻人的理解能力强，能够快速接受新鲜事物，特别是各种新的修复方式和材料。同时年轻人也更容易受到大众传媒的影响，特别是某种治疗手段与时尚生活联系在一起时，更容易激发他们的治疗意愿。例如对于牙齿美白这种新型的美学治疗手段，年轻人，特别是年轻女性成为治疗人群的主流，甚至主动向医师要求采用该方法。很多年轻人求医的原因并非咀嚼功能的不足，更多的是对外观不够满意，担心对其社交形象的影响，因此年轻人对于牙齿的美学功能、语言功能、舒适度要求更高。例如，要求前牙美容修复的患者，对于前牙的色、形、质均有较高要求，哪怕是大量磨除自身的牙体组织，甚至拔除异位牙、异形牙，也要实现前牙的逼真效果。在快速发展且充满竞争的社会，对于颜值的追求已成为压在年轻人心上的又一根稻草，引发他们心底的焦虑，因此修复治疗不仅能够解决他们的美学问题，同时也能抚慰他们敏感的心灵。对于年轻人来说，修复治疗更多的是一种锦上添花，他们愿意花费更多的经济和生理代价来获得理想的社交形象，以赢得他们在社会竞争中更为优势的地位。

四、口腔修复科不同于治疗阶段医患沟通的特点

（一）口腔修复科诊疗流程

常规的口腔修复科诊疗流程与其他医学学科一样遵循从诊断、治疗到随访的三个部分，由于疾病严重程度和修复方式的区别，具体的诊疗流程可以进一步细化与合并（图6-3）。根据口腔修复学自身的特点，一般分为五个阶段：

1. 初诊　初诊的主要内容和其他学科一样是病史询问和检查诊断，这个阶段的诊疗工作需要遵循一定的流程，同时又需要兼顾修复的特点。为了获得完善的前期病患资料，除了常规的病史询问、口腔检查和放射检查，还需要拍摄口腔颌面部及口腔内部的标准照片，需要进行初步的印模制取，转移咬合关系和模型上颌架，必要时还须进行诊断蜡型的制作或者数字化微笑设计，初步模拟修复效果，以便进行细致而全面的检查分析，从而得出初步的诊断和治疗计划。当然，这些工作有些是在临床完成，有些需要在技工室完成，因此还需要良好的医技协同。

种植牙基本流程

初诊，咨询→拍摄 CT →制订种植修复方案

↓

种植一期手术（植体植入）→拆线（7~14 天）

↓

种植二期手术（牙龈修形）

↓

种植模型制备（印模）

↓

种植义齿戴入（戴牙）

↓

定期复诊

种植一期

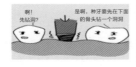

- **禁忌证**：系统性疾病、心肌梗死、急性炎症感染期发育未成熟的青少年、化疗、夜磨牙、骨量不足、牙周病等
  高血压（控制在 90~140/60~90mmHg）
  糖尿病（空腹血糖控制在 7.0mmol/L 以下）
- **术前**：术前避免上呼吸道感染，女性患者避开月经期和妊娠期。手术当天进食早餐或中餐，避免空腹
- **术中**：采用鼻呼吸，不用口呼吸，避免误吞冲洗液、碎屑及细小器械。治疗过程中如有不适发出"嗯"声即可，不能随意举手、讲话及转动头部和躯干，以防止口腔及面部组织意外伤

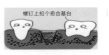

二期手术

拍摄术前 X 线片→术前避免空腹→进食后口腔清洁→种植二期手术（放入愈合基台）→预约印模时间（约 2 周）

取模

将口内情况转移到印模上，取模过程中患者可能出现恶心、呕吐等不适，请用鼻子吸气，嘴巴哈气，做深呼吸，头部向前倾，以减轻不适症状

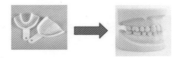

戴牙

种植义齿是在口腔缺牙区的牙槽骨内植入种植体（人工牙根），待种植体成活后，在其上端制作修复体完成种植义齿的修复

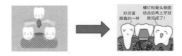

图 6-3　治疗流程的介绍（种植科健康宣教册）

2. 第二次就诊　本次就诊的主要目的是治疗方案的制订与选择。通常修复科医师会提供三种修复方案，即传统的活动义齿修复（包括可摘局部义齿修复和全口义齿修复）、固定义齿修复和种植义齿修复，需要患者确定最终的治疗方案。同时还须对患者进行必要的修复前准备工作，包括龋病的充填治疗、残根的拔除、牙周的基础洁治，乃至正畸的牙齿排齐。

3. 第三次就诊　第三次才能开始正式的修复治疗。一般而言需要进行牙体预备和印模制取，缺失牙数目较多时需要进行颌位记录。对于固定修复需要提供临时义齿，以维持暂时的咀嚼、美观和语言功能。治疗过程中存在的不适和注意事项也需要提前告知，以获得患者的配合。

4. 第四次就诊　在 1~2 周的技工室制作后，可以进行修复体的试戴，通过精细的调改确保修复体实现理想的咬合关系和既定的美学效果。对于固定义齿，还需要在患者认可的情况下进行粘固。当然不同义齿的使用方法和保养也不一样，所以需要进行详细的医嘱交代，以免出现不必要的修复体损坏和功能缺陷。

5. 第五次就诊　最后就是复查与随访。在修复体戴用后，还有可能出现黏膜疼痛、咬合异常等各种并发症，需要患者及时复诊处理。即使没有并发症的出现，

也建议患者定期复查，对潜在的问题进行及时调整，例如种植义齿戴用 3 个月后需要常规复查它的种植体周围黏膜的健康状况、种植体的骨吸收情况等，这样可以防止种植体周围炎的出现（图 6-4）。

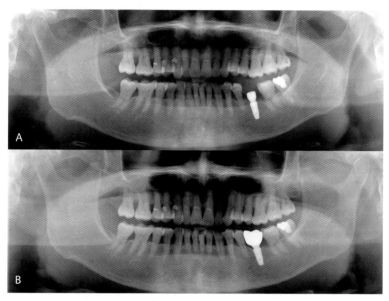

图 6-4 种植固定桥复查 X 线片
A. 种植术后 3 个月；B. 修复后 3 个月

（二）口腔修复科不同诊疗阶段的医患沟通

对于每一个阶段，治疗的目的不同，需要实现的医患沟通目标也有所不同。

1. 初诊 初诊是医患沟通中最为重要的一个环节，需要实现 3 个基本目标：明确要求、建立信任和降低期望值。在这个阶段，需要通过主诉来明确患者的实际要求，同样是牙齿缺失，有的患者关注美观，就不建议带有金属卡环的可摘局部义齿修复方案。通过问诊和寒暄，可以建立医患之间的相互信任，包括患者对医师的技术和医德的认可，也包括医师对患者性格和理解力的确认。由于修复体为个性化定制产品，这与医师、技师的技术水平，乃至患者的个体条件息息相关，因此修复体的精密度和美学效果也会有所差异，就需要在初诊的沟通中适度降低患者对于修复体的舒适度、异物感、功能，特别是美观等表现的期望值。虽然修复体对于最终生理上的功能恢复能够实现既定的客观目标，但是对于主观目标，如美学，医患的评价会有所不同，甚至引起不必要的医患矛盾，因此需要提前告知美学效果的差异性，并适当调低患者的心理预期。例如以目前的修复技术，前牙全瓷冠可以实现与同名牙90%的近似度，对于旁观者难以区别修复体与天然牙在形态和色阶上的差异，但是由于牙体预备量的不同，基牙颜色的差异，乃至技师上瓷厚度的差异，均会导致颜色上的细微差别。

2. 第二次就诊　治疗计划的制订需要患者充分地理解，让患者了解整个治疗的流程、时间、费用和并发症，以做好充分的时间、经济和心理上的准备。对于老年人，甚至建议在家人陪同下做出决定，这样后期的依从性和配合度会更好（图6-5）。在方案的制订前，必须充分考虑患者的生理、心理、经济、时间、认知等条件，来设计合理的方案。在方案的确定前，应充分尊重患者的知情权和决定权，详细地告知不同方案的优劣。

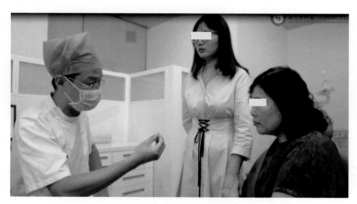

图6-5　家人陪同老人确定方案

3. 第三次就诊　对治疗行为过程进行适当解释，特别是预告其可能出现的疼痛或不适，以便获得患者的全力支持。例如制取印模患者可能会出现恶心呕吐的现象，就需要医师在取模前告知患者这一可能性，并告知仅需2~3分钟印模即可取出，以让患者能够坚持配合，同时还须告知患者出现恶心时，可以进行深呼吸来减轻这一现象。另外也尽可能让患者参与到治疗过程之中，以实现更好的治疗效果。例如，对于美学修复，比色则是较为重要的治疗环节，也是重要的沟通环节，通过让患者确定颜色的匹配与选择，使其参与治疗过程，选择权得到尊重，对于美学效果也容易达成共识（图6-6）。

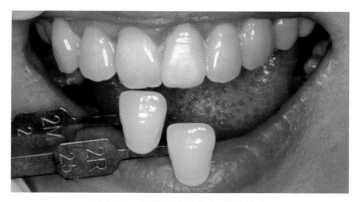

图 6-6　上前牙全瓷修复前的比色

4. 第四次就诊　修复体试戴意味着本次诊疗活动的初步结束，但修复体的交付并不意味着治疗的结束，医师对医疗的预后、注意事项应详细告知，包括义齿的使用与保养、牙齿清洁与维护、并发症的自我识别与应对等，都是医患沟通应有的内容。另外，不同修复形式的治疗效果不仅取决于医技的技术水平，同时也取决于患者的家庭练习与适应。例如全口义齿就需要患者克服强烈的异物感，重新学习新的咀嚼模式，采用新的食谱，还需要每天多次的咀嚼食物练习。就临床观察而言，依从性越高，全口义齿的适应速度就越快。

5. 第五次就诊　修复治疗是一个终身治疗，具有连续性和长期性。通过与患者构建长期稳定的随访机制来加快对修复体的适应；预警修复体可能的失效，及时更新修复体，可以让患者感知医护人员的关爱，从而构建和谐的医患关系。

第二节　不同修复方式的医患沟通

口腔修复科的修复方式多样，不同修复形式的诊疗流程、适用范围、并发症、经济成本，以及后续维护有着显著区别，需要在沟通中进行针对性的交流，运用精准而有效的交流方式使得患者能够快速理解不同修复方式的优缺点，进而确定最合适的修复方式。

一、固定义齿修复的医患沟通

固定义齿修复是利用粘接的方式将修复体固定于天然牙上，可以完美地恢复天然牙的形态、功能和美观，是最为常见的美学修复形式。由于不存在义齿基托引起的异物感，没有凸起于天然牙解剖外形之外的组织结构，因此舒适度较高。由于固定义齿采用的陶瓷材料可以逼真地模拟天然牙的色泽与层次，因此美学性能极佳。由于固定义齿可以在1~2周内快速改变原有牙齿的形态与颜色，满足了现代社会快速的生活节奏，因此固定义齿修复的患者人群以美学要求极高的中青年为主。在固定义齿修复的医患沟通中应该通过多种形式来取得患者的认可，增强患者的信心，例如采用诊断蜡型等模拟模型让患者直观地看到修复后的模拟效果（图6-7）。

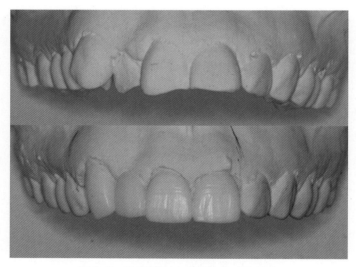

图 6-7 诊断蜡型来模拟修复后的效果

随着数字化技术的发展，医师更多地采用数字化微笑设计软件来制作虚拟的二维图像来再现修复效果，并可以简单快捷地制作完成，时间与经济成本均显著降低，而且医师可以和患者一起在电脑前进行沟通交流。若患者有不同要求，可以在软件中直接对模型进行修改，例如可以调整牙齿的长宽比、对称性、弧度，乃至颜色等诸多美学元素；若患者认可，甚至可以直接复制模拟设计的修复效果。

例如下图中的病例就是一位先天缺失中切牙的患者，需要前牙的美学设计，由于牙数缺少，对称性不足，因此设计了两种方案：一种是三牙方案，相对美观对称，但是需要前期正畸调整间隙和排齐牙齿，时间和经济成本较高（图6-8）；第二种就是两牙方案，就是将侧切牙改为中切牙，尖牙改为侧切牙，再通过视错觉来实现前牙的对称性，时间和经济成本显著降低，最终患者选择了该方案（图6-9）。通过这一案例也提示我们在医患沟通中不仅要考虑美学因素，也不能忽略时间和经济因素。对于要求更高的患者，甚至可以进行口内的临时修复来更真实地感知最终修复的效果。即使如此，由于临时修复体材料的不同，其颜色与最终修复体存在差异，仍须适当地降低患者的美学期望值。

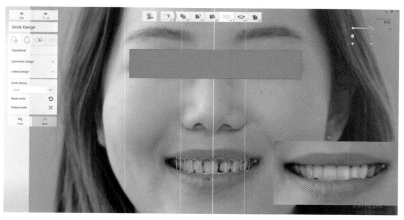

图 6-8 数字化微笑设计（设计方案一：三牙设计）

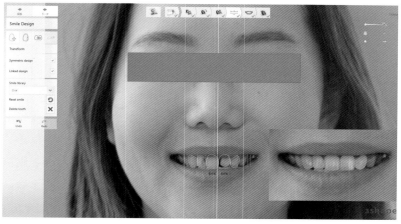

图 6-9 数字化微笑设计（设计方案二：两牙设计）

和活动义齿一样，固定义齿修复也存在部分缺陷，在修复前需要磨除一定量的天然牙体组织来获取修复空间，这一操作具有不可逆性和创伤性，因此需要对患者开诚布公地告知，以满足患者的知情权。医师需要客观地描述固定义齿的优缺点，让患者自己权衡利弊，审慎抉择。

二、活动义齿修复的医患沟通

活动义齿修复的特点是结构复杂，价格低廉，适应证广泛。活动义齿是由金属卡环等固位体和塑料基托组成，具有较大的体积和复杂的结构，患者会有强烈的异物感，体验感较差。由于需要频繁取戴和清洁维护，因此时间成本较大。但是它的相对成本较低，易于修理和维护，特别是有余留牙再次缺失时可以添加人工牙继续使用，因此活动义齿修复的主要患者为缺牙较多的老年人群。大多数老年人戴用过活动义齿，或者见识过，加之老年人由于口咽敏感度下降，异物感并不明显，时间宽裕，义齿的维护时间充足，因此接受度尚可。由于活动义齿强烈的异物感和复杂的维护方法，在年轻人中接受度较低，一般多作为临时义齿戴用，他们往往需要更多的鼓励。

对于初次戴用活动义齿的患者一定要进行深入的医患沟通，可以通过义齿模型、图片进行沟通，让患者对义齿基托的大小、金属卡环的颜色影响有一个直观印象。由于同病相怜的心理作用，患者对于同类患者的治疗经验介绍的认可度往往更高，因此若有戴用过活动义齿患者介绍，患者的接受度会更高。

为了适当降低患者的心理预期，应当重点介绍义齿戴用的烦琐性、异物感、义齿松动和黏膜压痛等并发症。活动义齿由于存在动度和缝隙，极易出现食物嵌塞，因此需要患者频繁取戴和清洁来加强口腔卫生，需要教会患者正确的清洁和保养技巧，鼓励其坚持不懈，让他及时复诊以检查卫生情况，必要时也可以请家属督促。活动义齿导致的黏膜压痛是义齿初戴时经常会出现的一种并发症，往往会导致患者不愿意继续戴用义齿，乃至对医师的技术产生怀疑，因此也需要提前预告，告知其出现的必然性、暂时性和可治性，让患者对义齿建立信心。在黏膜压痛的义齿调改中，应当分次少量的进行，一则建立患者的信心，二则避免由过度调改导致的义齿松动。义齿的异物感与基托面积的大小紧密相关，缺牙越多基托越大，基托面积又与义齿固位紧密相关，因此需要在戴牙前让患者了解其中原理。其实，人的适应能力极强，一般2~3个月，基托的异物感就会消失，这时坚定患者的信心异常重要。至于活动义齿的松动，特别是下颌全口义齿的松动是该修复方法常见且持久的一个并发症，也是影响咀嚼功能的重要因素，是患者临床抱怨最多的主诉之一，但是只要坚持戴用，3个月左右即可确保功能状态下的固位效果，医患沟通的重点就是教会患者新的进食方法——小开口、少量多次、先软后硬等。对于活动义齿的临床疗效，患者的配合度起到了非常重要的作用，医患沟通则是获得患者配合的关键因素。总之，既要让患者认识到该类修复方法的缺陷和问题，也要鼓励患者建立信心，做好配合，特别是需要在适应性训练方面多做沟通。

三、种植义齿修复的医患沟通

种植义齿是通过外科手术将种植体植入牙槽骨以恢复缺失牙功能与形态的修复方式。随着种植技术和材料的日渐成熟，目前种植义齿已成为主流修复方式。它的适应证广泛，可以替代活动义齿和固定义齿。从纯理论角度讲，只要是能拔牙的患者就可以进行种植手术，因此种植义齿修复人群涵盖各个年龄段，当然由于老年人的缺牙数目较多，在种植修复中相对占比也较高。种植义齿修复的特点是功能恢复理想、价格高昂、诊疗周期长，具有一定的手术风险。种植义齿咀嚼功能和美学性能的恢复理想，且对余留天然牙无创伤，因此成为缺牙修复首选方法，特别是广告媒体的大面积推广与介绍，使得种植义齿在患者的心中认知度和接受度较高。种植义齿属于新型修复方法，且结构特殊，因此修复原理的解释需要通过模型或图片等直观形象的方式。高价格意味着高期望值，应当注意适当降低患者期望值，告知种植修复的后续并发症，如食物嵌塞、种植体周围炎。对于种植修复，前期的外科手术需要切开黏膜、预备种植窝、缝合创口等一系列外科操作，特别是有些骨量不足的患者还需要进行上颌窦内、外提升等创伤较大的骨增量手术，因此患者最为忌惮的是手术痛苦。实际上随着种植导板技术和环切术的应用，以及精准度的提高，手术创伤也相应减小，应当告知患者大部分的种植手术的痛苦不会超过拔牙手术。种植治疗的周期较长，往往需要3~6个月，对于辅助骨增量手术的患者甚至需要6个月到1年的漫长等待期，容易诱发患者的焦虑情绪，因此最好能够制作过渡义齿，以解决等待期的美观和咀嚼功能，对种植义齿骨结合原理用老百姓通俗易懂的骨折愈合机制来解释，也能够有效地缓解患者的急躁情绪。随着"即拔、即种、即修复"等新的种植技术的应用，使得患者在拔牙的同期就能进行种植，并在当天佩戴上可以行使功能的种植过渡义齿，这样治疗周期可被极大地缩短，种植患者的痛点——漫长的等待期也得以解决，提高了患者的依从性（图 6-10）。

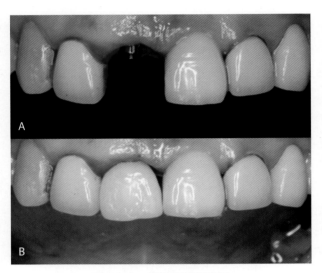

图 6-10　即拔即种即修复
A. 手术后临时冠基台就位；B. 临时冠就位

四、美白治疗的医患沟通

洁白整齐的牙齿是健康的标志，是口腔美学的重点，因此在现代社会，越来越多的年轻患者热衷于各种形式的牙齿美学治疗，其中美白治疗由于其无创、快速、简单的特点，成为牙齿美学治疗的常用方法之一。美白治疗是解决各种牙色异常的无创方法，它通过不同浓度的过氧化脲来分解牙齿内部和表面的色素沉着，可以快速有效地改善牙齿颜色（图 6-11）。由于其技术简单有效，因此应用较为广泛，但是也面临着滥用适应证的问题，导致较多的医患矛盾产生。

一般而言，一次美白可以提高 2~3 个色阶，但是不同原因的色素沉着提高度也不一样，对于外源性的色素沉着疗效较为显著，而对于重度的内源性色素沉着，颜色改善程度存在较大的不确定性，甚至需要多次反复美白，因此在治疗前须明确告知。也有的患者对于美白的疗效报以过高的期望，甚至拿着明星海报，要求达到类似效果，这需要及时地泼点冷水，或者建议其改用其他效果更为显著的修

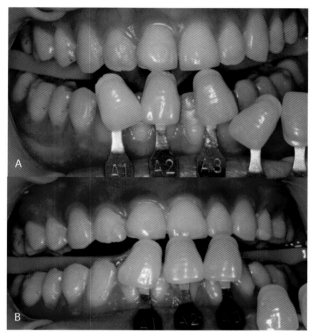

图 6-11 美白治疗效果图
A.美白前；B.美白后

复方法，例如全冠修复。美白治疗还具有反复的特性，特别是美白治疗后进食色素较重的食物，例如咖啡、可乐等，很容易就返回至原色阶，导致患者对医师产生不满，因此需要提前告知可能的并发症，并强调术后注意事项。对于美白治疗，也应充分告知家庭美白和诊室美白的区别和优缺点，让患者自行抉择，千万不能因为诊室美白的效果快速而推荐。美白治疗中会出现一过性的牙髓酸痛，这是一种非常不适的体验，会严重影响患者的依从性与配合度，甚至不愿进行后续的治疗，因此也需要在事先预告，必要时可以让患者先服用一些镇痛药，以缓解不适。对于锦上添花类的修复治疗，患者的期望值会更高，舒适感要求也会更高，因此需要更加仔细的医患沟通。

五、赝复体修复的医患沟通

赝复体是重建口腔颌面部软硬组织缺损的形态与功能的一种修复方式，主要是针对口腔颌面部肿瘤术后的患者，它与活动义齿修复的方法类似（图 6-12）。

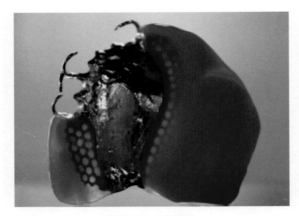

图 6-12　赝复体

　　赝复体修复除可以恢复常规的牙列缺损外，还需要恢复被切除的颌骨部分。对于最为常见的上颌骨全切或次全切除术后的患者，除了上颌一侧牙列的缺损，还有上颌骨和腭骨的缺损，这种缺损导致口鼻腔相通，患者进食饮水时食物易进鼻腔，发音也易出现混响，从而严重影响患者的日常生活，另外颌骨缺损所致的面部的塌陷也会严重影响患者的面部形象。所以该类患者具有急迫的修复需求，期望能够快速恢复正常生活。由于颌面部缺损患者手术后存在骨质吸收、瘢痕挛缩、黏膜重建的过程，往往需要 3 个月左右才能正式修复，因此需要告知患者等待修复时机的必要性，同时，为避免瘢痕挛缩导致的开口受限，还需要嘱咐患者坚持开口训练。肿瘤手术后患者遭受生理和心理的双重打击，容易出现悲观厌世的情绪，因此在我们进行赝复体修复前，就需要和患者进行充分的医患沟通，给患者以希望，既要如实告知赝复体无法恢复原有口腔组织全面的分隔功能和咀嚼功能，也要告知赝复体可以解决其基本的发音、咀嚼和美观功能，能够使其融入社会，鼓励其积极配合。还应当在肿瘤术后就及时制作腭护板，来起到过渡性分隔口鼻腔的作用，这样也可以提高患者的依从性。总的来说，该类患者经历了生死考验后，对于美观要求不高，只要能够基本恢复原有口腔功能，患者对于活动义齿的各种不适的耐受度较高，在整个诊疗过程中，医患沟通的顺畅度较高。

第三节 常见的修复科医患沟通问题

修复科的诊疗过程中既有不同修复方式所面临的医患沟通问题，也有与其他学科相似的交流困境，例如费用问题、并发症问题，均是困扰临床工作的常见医患沟通难题，不过这些难题在修复科还是带有独有的学科特色。

一、修复费用问题

修复科的治疗手段往往需要个性化制作的修复体，而修复体则需要义齿加工中心的制作，所以修复治疗的时间成本和经济成本偏高。对于偏高的修复治疗费用，患者对疗效的期望值也会更高，因此一些并发症出现后，偏高的治疗费用极有可能成为医患矛盾的促发因素。例如传统胶托式全口义齿和支架式全口义齿由于材料不同、强度不同，价格也不同，当戴用支架式全口义齿的无牙颌患者多次出现黏膜压痛时，极易对医师产生不满，他们简单地认为价格高的修复体应该很少出现黏膜压痛才对。而实际上支架式全口义齿只是强化了义齿结构，降低了义齿折裂风险，在黏膜压痛这一并发症的发生概率上与传统胶托式全口义齿并无不同。因此这也需要在与患者进行修复材料的选择时详细说明，充分做好医患沟通。

对于一些复杂病例，可能存在治疗方案的变更，从而引起治疗费用的变化，尤其是费用的增加极易导致医患矛盾。例如种植修复治疗中，在术中切开翻瓣后才发现存在部分骨量不足，需要临时进行引导骨再生手术，从而产生了额外的治疗费用，引起不必要的纠纷。因此需要在种植术前的医患沟通中，不应仅仅让患者简单地签一下手术知情同意书即可，而是除了让患者自己签字前认真阅读，对于关键问题还须作再次强调。就像在做手术中临时增加引导骨再生手术，需要我们在术前仔细分析 CBCT 资料，做好预判，哪怕只有 30% 的可能，也应当先行告知，特别是治疗费用可以适当夸大，包含引导骨再生手术的费用，以免后期被动（图 6-13）。

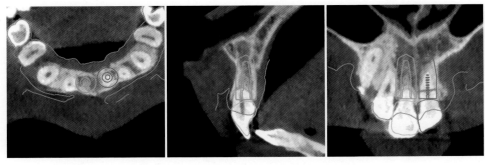

图 6-13　利用 CBCT 数据进行种植设计

二、功能欠缺问题

在三种修复形式中，固定义齿和种植义齿的治疗效果相对明确和恒定，患者的满意度也较高，但是对于活动义齿，特别全口义齿治疗效果则存在着极大的个体差异性，这也是活动义齿修复在医患纠纷中占比较高的原因。全口义齿的疗效不仅依靠医师每一步细致的临床设计与制作，也有赖于患者的牙槽嵴丰满度、黏膜性状、肌肉活力、敏感度，乃至于性格的急躁与否。在全口义齿制作中，精细的印模制取、准确的颌位记录、合理的排牙均高度依赖于医师和技师的个体经验，经验的差距也会体现为全口义齿的疗效差异。而患者的基础条件和配合度对于全口义齿的疗效甚至可以起到决定性作用。对于重度吸收的下颌牙槽嵴，即使是经验丰富的修复专家也无法确保理想的固位效果，但如果患者具有良好的肌肉协调性、快速的学习能力和坚强的意志力，在数月的试戴训练后，大多可以实现正常的咀嚼功能。因此义齿功能欠缺问题是一个常见问题，需要事先告知，让患者建立合理的疗效预期。

三、美学问题

口腔美学问题既是一个科学问题，同时也是一个心理问题。

各类修复体的制作需要遵循一定的科学规律，包括美学规律，例如对于前牙美学，就存在黄金分割比例、严谨的对称性、合理的微笑曲线等，这样的修复体才能实现合理的功能需求和美学性能。但是患者的颌骨类型、面部外形、咬合关系又存在着较大的差异，如何体现这些个体差异又非常考验医师和技师的经验。

例如，对于同一个前牙全瓷冠修复，不同技师堆筑的饰面瓷层次感不同就会导致修复体的通透性和灵动性千差万别，最终导致美学效果的差异。陶瓷修复体的颜色、通透性等存在不灵动、不对称、不协调等问题，一般可由修复体的调改、染色，乃至重新制作解决。就算是富有经验的医师和技师制作的修复体达到了理想的美学效果，但是能否符合患者的主观预期又是一个问题。每一位患者对于牙齿美学的理解可能和医师并不一致，这样也容易产生医患矛盾，就像是全口义齿的排牙，过于对称反倒显得过假，有时技师有意识地将前牙排成轻度扭转或偏斜来获得逼真效果，但患者并不一定认同。有的患者甚至要求能够完全再现自己原有天然牙列的外形，而由于牙槽骨吸收程度不同、机械力学原则的限制、牙齿排列很难逼真再现原貌，这也会使患者感到一些遗憾。所以良好的医患沟通应当放在修复治疗之前，除了常规的语言沟通，更需要采用一些实体模型或患者微笑的前牙照片，也可以运用临时修复体来提高沟通效率。例如全口义齿的前牙美学就在遵循严格的美学规律和个性化需求之间可以通过试戴蜡牙的方式来解决，患者可以在口内试戴已排好的全口义齿蜡牙，来感受它的美学效果、咬合关系、唇齿关系和发音情况，提出改进意见，医师甚至可以在临床现场调整蜡牙，与患者进行精准互动，从而避免了后续的美学纠纷（图 6-14）。

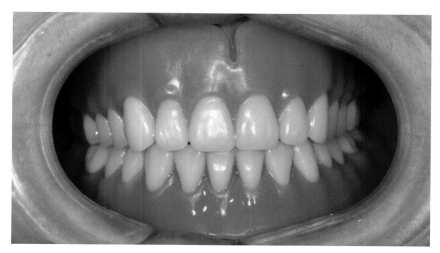

图 6-14　全口义齿蜡牙试戴

四、治疗周期问题

口腔修复科的疾病治疗周期一般相对较长。完整的修复治疗流程包含了修复前的检查、诊断和方案设计，修复中的牙体预备、印模制取和颌位记录等，修复后的义齿试戴和并发症处理。整个流程需要 1~2 个月时间，其间每周需要复诊一次，每一次就诊又需要 1~2 小时，因此会耗费患者较多的就诊时间，对于患者的时间管理也是一种考验，特别是上班族还面临着不确定的工作任务，如出差，会影响既定的就诊安排，而医师的门诊工作也往往安排较满，又需要重新预约，从而导致治疗周期延长，这样不确定的复诊时间延长，有可能导致临时修复体的不堪重负，影响患者的工作生活。由于所有的修复体都是个性化定制产品，也存在着诸多的不确定性，一旦其间出现修复体制作问题，如全瓷冠的颜色偏黄，需要返工制作时，医患矛盾就会爆发。

对于某些疑难病例，例如重度磨耗的咬合重建，患者戴用咬合板的适应能力不同，导致治疗周期存在一定的不确定性，从 3 个月、半年甚至 1 年多均有可能，还需要定期或不定期的复诊调整。如果事先患者对于治疗周期没有充分的预期，或者说患者的工作性质无法配合。或者说多次就诊没有看到治疗进展，导致患者看不到希望，很容易出现治疗的中断，甚至是不可预测的并发症出现，例如颞下颌关节紊乱病。因此长周期的治疗既考验患者的耐性，也更考验医师的沟通能力，如何让患者坚定信心、配合治疗成为比治疗本身更困难的一件事。对于这类治疗周期充满不确定性的疑难病例，一定需要在治疗前将疾病的难度充分告知患者，对于治疗周期则尽量按上限告知。在治疗前，最好能用其他类似病例的治疗结果照片来沟通，让患者认识到治疗的好处，看到希望，才会很好地配合。在治疗中，尽早地提供临时修复体来恢复患者的暂时性美观和功能，最大化地减少修复治疗对于生活和工作的干扰，也能提高患者对医师技术水平的信心（图 6-15）。

五、并发症问题

虽然口腔修复治疗的并发症并不严重，但并不少见，这也是医患纠纷的最主要因素之一。

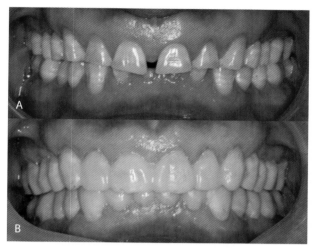

图 6-15 咬合重建进行过渡修复
A. 过渡修复前；B. 过渡修复后

　　口腔修复治疗使用了较多的外来修复体来替代天然牙列的美观与功能，但是外来物的融入需要一定的时间来磨合，这里包括了异物感、发音异常、黏膜压痛、义齿松动等，严重地影响了患者的体验，这些问题大多能通过磨合解决，仅有极少一部分需要医师的调改。例如全口义齿初戴后的松动问题，只要坚持戴用磨合，2~3 个月后，义齿与黏膜会紧密贴合，肌肉也会形成良好的夹持作用，使得固位显著改善。

　　这些修复体使用了一段时间后，由于材料老化等因素，就像汽车一样，也会出现零件磨损、功能下降的问题，有可能会再次出现黏膜压痛，这时就需要及时地调改或者更换了。另外患者自身口腔状况的改变也会导致原有正常行使功能的修复体出现新的问题，例如可摘局部义齿的基牙由于牙周病或龋病等因素需要拔除，则会导致义齿的固位力下降，无法有效行使咀嚼功能。

　　因此需要在治疗后的医患沟通中，向患者灌输一些义齿维护常识，例如小心使用，不咬硬物；勤保养，饭后及时清洁义齿和余留牙齿。也要提醒患者出现并发症应及时复诊，不可将就，把小毛病拖成大问题，例如种植义齿出现螺丝松动，仅需及时复诊重新上紧螺丝即可，如果拖延，则有可能出现螺丝折断、植体报废的大麻烦。

六、心理问题

在修复科的门诊患者中，由于长期的缺失牙，或者由于长周期的治疗，或者是修复治疗中的不良体验，有少量的患者会出现情绪激动、暴躁易怒的现象，一旦在治疗过程中一些并发症，甚至是语言上的沟通不畅，会出现爆发式的医患矛盾。这类患者主要表现为对医师的不信任，对医疗行为的不理解，对医疗过程的不耐烦，对医疗结果的不认可。因此，前期的医患沟通尤为重要。首先要通过问诊了解患者的心结所在，是对医师态度还是医师技术有看法，是对治疗费用还是治疗周期有疑虑。对于医师的不认可可以通过先进行试验性的治疗来增加信任度，若还是无法信任则建议更换医师。对于医疗费用和周期问题，可以和患者详细解释每一笔费用对应的治疗项目，实在不行还可以请第三方进行核对，来解决患者内心的疑虑。

当然，更重要的是首诊时一定要区分患者到底是有实际的心结，还是本身存在一定的心理问题。若自身存在心理疾病，那么在沟通中容易表现出敏感、焦虑和偏执。有的患者在医患沟通中，会坚持要求医师按照自己的意见进行治疗，哪怕凭现有技术根本无法实现。例如前牙美学修复时，明明前牙牙列间距较大，非要求修成明星般的"小米牙"（图 6-16）。牙齿的美学效果具有显著的个体特征，

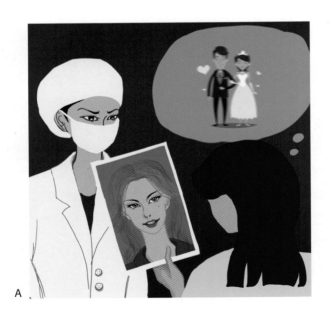

A

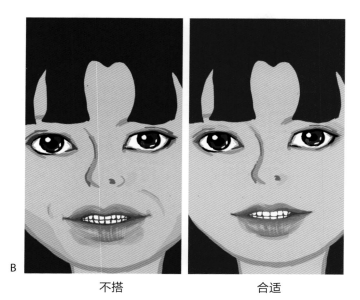

B　　　　不搭　　　　　　　　合适

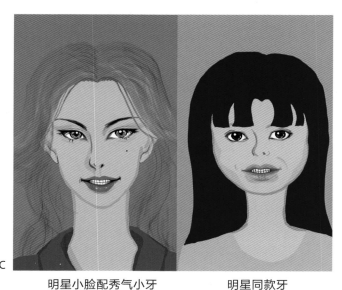

C　　　明星小脸配秀气小牙　　　　明星同款牙

图 6-16　同样的牙齿在不同人口中的美学效果

A. 明星牙齿的美学效果；B. 年轻女性患者的特殊要求；C. 明星牙在患者口内"异样的美感"

再好看的明星牙在另一个人的眼中不见得具有同样的美感。对于这类患者，一般建议有家属陪同，来纠正其不切实际的要求。更加严重的，则建议进行必要的心理治疗。

附 6-1 口腔修复科医患沟通正误案例视频

错误视频

正确视频

在与患者问诊、交流的过程中须注意：

1. 医患在沟通过程中保持平等的坐位。

2. 合理的沟通流程，必要时需要家属的参与。

3. 采用温暖的语言拉近与患者的距离，并获得其信任。

4. 检查时应体现爱伤观念，表达共情的医者仁心。

附 6-2 情景模拟训练案例

缺牙患者的医患沟通

患者 A，因上前牙缺失 3 个月，影响美观就诊。临床检查：右上中切牙缺失，牙槽嵴轻度吸收，黏膜无红肿，右上侧切牙和左上中切牙未见龋坏，无松动，叩诊（－），牙龈无红肿。拟行修复治疗，在治疗前该如何与患者沟通？

如果患者分别是以下三种身份，你该如何与患者沟通：

1. 男性，65 岁，退休工人。

2. 女性，25 岁，演员。

3. 男性，12 岁，小学生。

参考答案：

1. 男性，65 岁，退休工人。特点：①对于医学知识和方案理解能力有限，需要子女陪同；②经济能力有限，对费用较高方案不太接受；③对于美观要求相对较低；④时间充裕，可以配合多次就诊。

综合而言：该患者适合选择可摘局部义齿修复方案。

2. 女性，25岁，演员。特点：①接受能力强，易于沟通；②经济能力强，倾向于选择最佳方案；③美观要求高，可能会吹毛求疵，需要诊断蜡型或模型等立体模拟沟通方式；④为了美，可以付出忍受疼痛、多次就诊的要求；⑤为了工作，需要有临时义齿时刻在位，且不影响美观。

综合而言：该患者适合采用种植修复方案。

3. 男性，12岁，小学生。特点：①没有民事行为能力，需要家长的全程陪同与决定。医患沟通必须同时与小学生和家长沟通；②小学毕业生的课业负担较重，时间紧迫，需要尽量缩短就诊时间和次数；③小学生对于疼痛耐受度较低，需要尽量选择无创治疗方案；④小学生未成年，颌骨发育未定型，因此无法选择固定修复和种植修复方案。⑤小学生的清洁意识不强，需要强化患者的口腔卫生意识，建立良好的卫生习惯。

综合而言：该患者适合采用可摘局部义齿修复方案。

情景模拟评分要点见表6-1。

表6-1　情景模拟评分要点

考核内容	分值	得分	点评与备注
称呼与礼貌	10		
倾听并理解	10		
询问患者全身病史	10		
告知患者治疗计划，解释及时修复的重要性	15		
向患者解释不同修复方式的优缺点，充分尊重患者的知情同意权	15		
告知患者不同修复方案的治疗费用	10		
向患者解释修复治疗过程中及戴牙后可能产生的不适	15		
告知患者修复体卫生维护的重要性和方法	15		
总分	100		

评分依据和要点：

1. 缺失牙的修复目前临床上有三种修复形式，每种修复形式又有多种修复材料，最终的每种修复方案可能涉及的适应证、治疗流程、经济成本、使用寿命、义齿维护，以及优缺点均相差较大，因此需要与患者进行充分沟通。

2. 牙齿缺失修复的价值，以及不修复可能导致的问题也需要向患者交代，以免耽误治疗时机，导致后期修复的困难。

3. 缺牙修复的并发症和缺点，例如活动修复的烦琐取戴、异物感、金属卡环对美观的影响等，应提前让患者预知。

4. 涉及不同人群的生理特点和人文特质也是我们在与患者沟通中需要关注的重点，如何实现患者利益最大化，充分尊重患者的知情权与选择权，沟通中需要遵循一定的原则和技巧。

附 6-3 修复治疗相关知情同意书

固定义齿修复须知

一、固定义齿修复流程

1. 初诊 医师根据患牙的牙体缺损面积大小、位置确定具体的固定修复方式。

2. 牙体预备 根据所定固定修复方式预备出一定的牙齿外形。

3. 印模制取 运用印模材料或光学印模法制取预备后牙体的外形。

4. 临时冠试戴 制作并临时粘固临时冠以保护患牙。

5. 修复体试戴 在调试合适后粘固正式的固定修复体。

二、固定修复中的注意事项

1. 牙体缺损的固定修复一般应在根管治疗 1~2 周后无症状的情况下进行。

2. 当牙体缺损过大、强度不足时，医师根据需要会增加桩核来增强牙冠强度。

3. 牙体预备时，活髓牙须在局部麻醉下进行，术后会有酸痛现象，一般会逐渐缓解，若有自发痛出现则必须进行根管治疗。

4. 固定修复体初戴后会有异物感和挤压感，一般会在半个月后逐渐消失。

5. 固定修复患牙多为死髓牙，强度不足；另外固定修复体多为陶瓷材料，一般建议尽量避免进食坚硬食物。

可摘局部义齿修复须知

一、可摘局部义齿修复流程

1. 初诊　医师根据缺牙数目和部位进行义齿设计，并对余留牙齿进行适量的牙体预备。

2. 印模制取　医师运用印模材料制取患者口内余留牙齿和缺牙区牙槽嵴黏膜的精确形态。

3. 咬合记录　在模型灌注完成后，医师会运用蜡或硅橡胶等材料记录患者的上下颌牙齿的咬合关系。

4. 支架试戴　铸造金属支架需要在口内先行试戴调试，以确定支架的吻合性。

5. 义齿试戴　口内调试正式的可摘局部义齿，以确保咬合的准确性和义齿的稳定性。

二、可摘局部义齿修复的注意事项

1. 可摘局部义齿一般在拔牙 3 个月后进行。

2. 可摘局部义齿一般由金属支架构成，金属卡环对于美观有一定的影响。

3. 可摘局部义齿存在一定的活动性，容易积存食物残渣，需要餐后及时清洁。

4. 可摘局部义齿由于基托卡环的存在，初戴时一般会有发音不清、恶心、异物感等情况，须适应 1~3 个月。

5. 可摘局部义齿部分通过基托分担咬合力，初戴时可能会出现黏膜压痛，需要及时来院调改，但就诊前须佩戴 1~2 小时。

6. 可摘局部义齿的塑料牙耐磨性稍差，建议避免进食硬物。

7. 为避免可摘局部义齿的误吞，建议夜间停戴，放入冷水中保存，忌用化学溶剂或热水浸泡。

全口义齿修复须知

一、全口义齿修复流程

1. 初诊　医师检查无牙颌，以确定可否进行全口义齿修复。

2. 印模制取　一般需要采用二次印模法制取无牙颌精确的黏膜形态。

3. 颌位记录　运用蜡颌托记录上下颌骨的正确位置关系。

4.蜡牙试戴 通过蜡牙来检查颌位记录的准确性和美观效果。

5.义齿试戴 试戴全口义齿，检查咬合、美观、固位效果。

6.义齿调改 全口义齿试戴后根据适应情况适当调改。

二、全口义齿修复的注意事项

1.全口义齿修复一般应在拔牙3个月后进行。

2.修复前牙槽嵴若存在骨尖骨刺则须先行牙槽嵴修整术。

3.全口义齿全部由牙槽嵴黏膜负担咬合力，因此极易出现黏膜压痛，需要及时来院调改，但就诊前须佩戴1~2小时。

4.全口义齿初戴时容易出现明显的异物感、恶心、发音不清、咬颊、咬舌等现象，需要长时间（1~3个月）的试戴适应，因此需要充分的心理准备。

5.全口义齿的固位力较弱，极易松动脱落，一般下颌义齿较上颌义齿更易松动，因此需要更长的适应时间。

6.全口义齿咀嚼不同于天然牙齿，须先从软食练习，尽量避免前牙啃切和单侧咀嚼。初戴时，应尽量小张口、慢进食。

7.全口义齿每餐后应及时清洗，以免产生菌斑聚集，可用牙刷或义齿清洁剂清洁。

8.全口义齿建议夜间停戴，睡前清洁后放入冷水保存，忌用化学溶剂或热水浸泡。

种植义齿修复须知

一、种植牙基本流程

1.初诊，咨询、拍摄CT、制订种植修复方案。

2.种植一期手术（植体植入），7~14天后拆线。

3.种植二期手术（牙龈修形）。

4.种植模型制备（印模）。

5.种植义齿戴入（戴牙）。

6.定期复诊。

二、种植一期手术注意事项

1.禁忌证 患者有系统性疾病、心肌梗死、夜磨牙、骨量不足、牙周病等疾病，患者处于急性炎症感染期或化学药物治疗期，发育未成熟的青少年等。

患者有控制不佳的高血压（收缩压须控制在 90~140mmHg，舒张压须控制在 60~90mmHg）。

患者有控制不佳的糖尿病（空腹血糖控制在 7.0mmol/L 以下）。

2. 术前　术前避免上呼吸道感染，女性患者避开月经期和妊娠期。手术当天进食早餐或中餐，避免空腹。

3. 术中　采用鼻呼吸，不用口呼吸，避免误吞冲洗液、碎屑及细小器械。治疗过程中如有不适，应发出"嗯"声即可，不能随意举手、讲话及转动头部和躯干，以防止口腔及面部组织意外伤。

三、种植一期术后注意事项

1. 术后创口垫纱布卷帮助止血，咬紧约 30 分钟后吐出。麻醉药失效后方可进食，食物不宜过热和过硬，避免用术区咀嚼。烟酒可致咳嗽、咳痰，影响手术切口的愈合和种植体的存活，烟酒嗜好者应自觉戒烟、戒酒。

2. 麻醉药失效后，术区可能出现轻微肿痛，属于正常现象。若出现局部红肿、流脓、流血不止及全身发热等现象，须尽快到医院就诊。

3. 种植术后避免反复舔触创口、反复吸吮及翻开嘴唇观察和触摸创口。

4. 术后 24 小时内，术区勿刷牙，避免用力漱口及用力吐口水，可用漱口液轻轻含漱。

5. 中等或复杂种植手术（例如上颌窦提升或骨劈开术）患者，术后 24 小时可间断冰敷，以减轻水肿。上颌窦提升术后应注意鼻腔护理，避免擤鼻、鼓气，若发现鼻腔带颗粒状分泌物，应及时复诊。骨劈开术后，应避免牵拉唇部自行检查创口，洗脸时术区应动作轻柔，避免按压。

6. 术后 1 周内，遵医嘱服用抗生素，使用漱口液，避免进行剧烈运动。

7. 术后 7~10 天复诊拆线。2 周内不能戴义齿，可戴用经修整、内加软衬材料的暂时修复体。

8. 烟酒可致咳嗽、咳痰，影响手术切口的愈合和种植体的存活，宜戒烟酒。

9. 种植体植入后，根据个体情况，约定复诊及义齿修复时间（一般为 3~6 个月后）。不适随诊。

四、种植二期手术流程

拍摄术前片→术前避免空腹→进食后口腔清洁→种植二期手术（放入愈合基台）→预约印模时间（约 2 周）。

五、种植取模注意事项

将口内情况转移到印模上，取模过程可能出现恶心、呕吐等不适，请用鼻子吸气，嘴巴哈气，做深呼吸，头部向前倾，以减轻不适症状。

六、种植戴牙注意事项

种植义齿是在口腔缺失牙区的牙槽骨内植入种植体（人工牙根），待种植体成活后，在其上端制作修复体完成种植义齿的修复。

1. 初戴适应　义齿戴入初期可能会有异物感而不适，如有挤压感属正常现象，须经过 1~2 周时间的习惯适应。

2. 饮食控制　义齿戴入后，方可进食，且在 48 小时内避免用种植牙区咀嚼。避免咀嚼过硬食物（如坚果），防止种植义齿受力过大影响其使用寿命。

3. 卫生清洁　种植义齿对口腔卫生敏感性更高，因此建议餐后应及时清洁牙齿缝隙，可采用牙线、牙缝刷、冲牙器等辅助工具，必要时须至医院进行牙周清洁。

4. 定期随访　种植义齿修复后须在 3 个月、半年，以及以后的每一年来医院进行种植义齿的定期随访，以检查确定种植修复的健康与稳定。

囊肿塞修复须知

1. 囊肿塞是防止囊肿创口闭合的修复体，因此除了睡觉及刷牙时，请一直佩戴。

2. 每次进食后取下清洗干净，并用生理盐水冲洗囊腔，清洁完毕后再次戴入。

3. 睡觉前取下清洗干净，放入冷水中保存，勿用热水烫洗或用刺激性较强的消毒剂清洗。

4. 牙龈等软组织变化较快，每日早上重新戴入后会感觉轻微变紧，属于正常情况。

5. 囊肿塞材料会逐渐老化变黄，如果有折裂或损坏，请及时联系重新制作。

6. 一般情况下，3 个月复诊一次，如果过程中有异常情况如无法完全就位，或创口持续疼痛出血，须及时联系复诊。

美白治疗须知

1. 美白治疗属于无创性操作，对牙体不会产生创伤或破坏。

2. 由于色素形成原因和个体差异，美白效果会因人而异。一般而言，外源性色素沉着的治疗效果显著，先天性色素沉着则效果一般。

3. 根据个人色素沉着严重程度确定治疗周期，一般需要1~4个疗程，每次间隔2周。

4. 美白治疗中，因美白剂有一定的刺激性，部分患者会出现牙齿一过性酸痛现象，若无法耐受可口服止痛药。

5. 美白治疗会出现部分效果反弹，因此美白后应及时保持口腔卫生，避免进食色素沉着明显的饮料和食物，例如咖啡、茶水、奶茶等。

参考文献

[1] 赵铱民. 口腔修复学[M]. 8版. 北京: 人民卫生出版社, 2020.

[2] 王林, 严斌. 口腔临床核心技能视频图谱教程[M]. 北京: 人民卫生出版社, 2017.

[3] 赵世勇. 数字化种植导板临床应用技术图解[M]. 北京: 人民卫生出版社, 2018.

[4] BRUDVIK J S. Advanced removable partial denture[M]. Berlin: Quintessence Publishing Co, Inc, 1999.

[5] STEPHEN J C. 口腔美学比色[M]. 郭航, 刘峰, 译. 北京: 人民军医出版社, 2008.

[6] 刘峰. 口腔美学修复临床实战[M]. 北京: 人民卫生出版社, 2007.

[7] 阿布二郎, 小九保京子, 佐藤信司. 下颌吸附性义齿和BPS临床指南[M]. 骆小平, 译. 北京: 人民军医出版社, 2014.

[8] 宿玉成. 现代口腔种植学[M]. 北京: 人民卫生出版社, 2004.

[9] ROBERT S K. Prosthodontics in clinical practice[M]. New York: Martin Dunitz Ltd, 2002.

（胡　　建）

第七章

口腔颌面外科医患沟通

　　口腔颌面外科是一门以外科治疗为主，以研究口腔器官（牙、牙槽骨、唇、颊、舌、腭、咽等）、面部软组织、颌面诸骨、颞下颌关节、涎腺以及颈部某些相关疾病的防治为主要内容的学科。正因为有了口腔颌面外科学的形成和参与，才使得中国的牙医学发展成为口腔医学。口腔颌面外科医师必须掌握如何与口腔颌面外科患者进行有效的医患沟通。

第一节　口腔颌面外科的诊疗特点和患者特点

口腔颌面外科学是一门将口腔外科学与颌面外科学相结合的学科，是口腔医学的重要组成部分，也是外科学的分支之一。因此，口腔颌面外科在诊疗方面具有一定的独特性。

一、口腔颌面外科的诊疗特点

（一）发病急，严重时可危及生命

一些口腔颌面外科病例，例如颌面部外伤、间隙感染，发病急、进展快，甚至会危及生命。口腔颌面外科手术涉及头颈部的重要解剖结构，例如上下颌骨、颈内外动脉、颈内外静脉、气管等，危险性高，风险大。

（二）兼顾功能和美观

口腔颌面外科涉及牙、颌面部，治疗必须考虑张口、咀嚼、语言、吞咽等功能和面部美观等因素（图7-1）。治疗这部分患者，要选用适当的食品和喂食方法，以维持患者的营养。同时由于在颌面部进行手术，部分患者会伴有不同程度的面部畸形，会加重这些患者思想上和心理上的负担。

（三）收效快与局限性并存

口腔颌面外科手术可以直接切除病灶，但有些只是探查或明确诊断，手术对某些疾病（例如中晚期口腔癌）的治疗也只是其中环节之一，还要其他措施辅助治疗，包括术前、术后化放疗等。

（四）手术团队协作

口腔颌面外科手术需团队协作，因颌面部手术技术复杂、环节多，涉及临床、医技、后勤等多个部门，需要良好的团队合作意识，围手术期及手术的各环节应达到无缝连接、密切配合，以争取最好的治疗效果。

（五）手术高风险

口腔颌面外科手术治疗虽然以拯救患者的生命为目的，但该治疗手段对患者的组织、器官具有一定的侵袭性，易对人体造成损害，对某些患者也可能是灾难性的损害。因此，手术设计应综合考虑患者情况，降低手术风险和手术对患者术后生存质量的影响。

二、口腔颌面外科的患者特点

1. 患者的年龄特点 以儿童和老年患者为主。儿童的表达能力差、配合度及耐受力低，通常还伴有家长的焦虑紧张、对医师的不信任；而老年患者则存在语言表述困难、听力障碍，以及不安、悲观、顽固、孤独等问题。

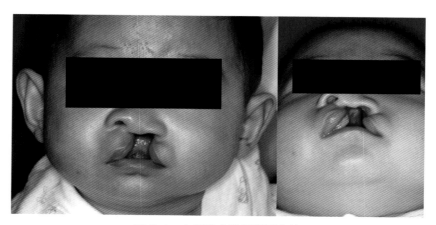

图 7-1 左侧完全性唇腭裂患儿

2. 患者的需求特点 口腔颌面部整形手术以改善和恢复外形为主；肿瘤手术以根治肿瘤，延长生命为主；而牙槽外科的患者主要以拔除或者治疗患牙为主；不同类疾病患者诉求有所不同。

3. 手术前患者的心理特点 患者手术前最常见的心理反应是焦虑、恐惧和睡眠障碍。引起患者术前焦虑的原因有：对手术安全性缺乏了解，特别是对全身麻醉几乎是陌生的，顾虑较重；担心手术效果，对手术成功缺乏信心；对手术医师的技术水平与手术经验不了解、不放心；害怕疼痛；渴望在手术前与主刀医师见面，向主刀医师表达自己的心情；担心治疗费用超出自己的支付能力；担心手术会影响自己将来学习、生活、工作的安排等。

这些影响因素的个体差异较大。一般认为年轻的患者反应较严重；女性患者相对明显；文化程度高的患者想法及顾虑较多；性格内向、不善言语表达、情绪不稳定，以及既往有心理创伤的患者容易出现焦虑情绪。

4. 手术中患者的心理特点 非全身麻醉的患者会对手术中医护人员的言行举止用心倾听、揣摩，会对手术器械撞击声格外留心。全身麻醉的患者会对麻醉前医护人员的言行举止用心倾听、揣摩，对麻醉醒来时的所见所闻特别在意。

5. 手术后患者的心理特点 手术患者的焦虑恐惧、紧张反应不仅仅局限在手术前，也始终伴随至手术后。由于重大手术均有可能引起部分生理功能丧失和面部外形的改变，患者容易出现愤怒、自卑、焦虑、人际关系障碍等心理问题。有些患者可能因术后一时不能生活自理、长期卧床、难以工作、孤独、对手术效果不满意等原因，从而继发严重的心理障碍。

口腔颌面外科医师应及时了解手术患者的心理，采取适宜的医患沟通，减轻患者的心理应激反应，帮助患者顺利度过围手术期，以期取得最佳的治疗效果。

第二节　口腔颌面外科诊疗过程中的医患沟通方法

根据专业特点，口腔颌面外科医师在学习专科知识的同时，还应具备良好的医患沟通能力，这样才能适应口腔颌面外科临床工作的需要。

一、口腔颌面外科医师应具备素质

（一）良好的心理素质和体能

口腔颌面外科日常工作量大，部分类型手术时间长，良好的身体素质和体能是支撑医师工作的基础。口腔颌面外科医师须具备良好的心理调节能力以应对工作压力。

（二）良好的知识结构和储备

口腔颌面外科对医师的技术水平要求高，医疗风险大，要求医师具有扎实的知识和技术。口腔颌面外科治疗中正确的诊断、手术指征的掌握，以及围手术期完善的准备是不可或缺的重要部分。

（三）预见性和洞察力

口腔颌面外科技术复杂，患者病情发展情况多变。这要求医师对患者病情有良好的预见性，对患者的临床表现有良好的洞察力，才能有效治疗。

（四）思维的逻辑性和哲学性

面对复杂的病情和临床表现，口腔颌面外科医师要具有良好的诊断思维，即思维的逻辑性与哲学性。思维的过程是对具体的临床问题综合比较、逻辑联系、判断推理的过程。

（五）接受新事物、新知识的能力

如今是科技高速发展的时代，先进的治疗装备带来了外科医疗技术上的革新。面对日新月异的发展，不断出现的新技术、新知识，口腔颌面外科医师要具备接受新事物、新知识的能力，具备终身学习的理念。

（六）对患者的同情心

手术患者常常有焦虑、恐惧、紧张的反应，并容易出现愤怒、自卑等心理问题。这要求医师对患者具有同情心，通过医患沟通有效的安慰患者。特别对于口腔肿瘤患者更应该满腔热情，建立良好的沟通，让患者感到温暖和信任，树立战胜病魔的信心。

（七）团队协作精神

口腔颌面外科工作无论是在病房还是在门诊，在手术台上还是台下，始终是一个集体在为患者服务，团队协作精神至关重要。治疗技术复杂、环节多，涉及医疗、护理、医技等多个部门，围手术期及手术的各环节应达到无缝连接（图7-2）。

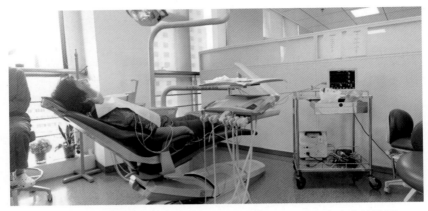

图 7-2　口腔颌面外科医师在门诊与内科医师协作进行心电监护拔牙

二、口腔颌面外科医患沟通的方法

（一）全面了解患者的身心与社会信息

疾病发生于人体，治疗疾病首先是要治疗患病的"人"。因此，先要了解和认识患者的心理特征、心理需要和社会信息，掌握患者心态，这是实现有效沟通的重要条件。要认识到患者是带着自己独特的身心需求到外科接受治疗的，要给予患者更多的身心关怀、照顾，从而使他们身心处于最佳的状态，这样有利于提升沟通的效率和术后生活质量，减少医疗纠纷。

1. 关注手术患者的心理特征与需要

（1）行为表现异常：口腔颌面外科手术患者行为表现与其年龄、社会角色不相称。在躯体不适时的哭泣，甚至喊叫，都是为了引起周围人的注意，以期获得关心与同情；平时自己能处理的日常生活也要依赖他人去做，希望得到家人、朋友、医护人员特别的照顾与关怀。

（2）情感脆弱：口腔颌面外科手术患者有时会为小事而发火，情绪易激动，莫名的愤怒，怨恨命运，自责、怀疑自己。

（3）自尊心增强：口腔颌面外科手术患者自认为应受到特殊照顾，特别注意医护人员的态度，稍有不妥即视为对其不尊重而生气，对治疗不合作，对医师不信任。

（4）敏感、多疑：口腔颌面外科手术患者对光、声、温度等环境的变化特别敏感，稍有声响就紧张不安，对别人说话的声调、表情、神态、动作等也会挑剔，易反感。手术患者易盲目猜疑，对诊断是否正确、手术是否成功、医师的水平和责任心等产生怀疑，凡事追根问底；身体不适的患者耐受力下降，易害怕。这些变化都会可能影响手术的效果。

（5）恐惧、焦虑：口腔颌面外科手术对患者是一种强烈的心理刺激，因而恐惧和焦虑是手术患者常见的心理特征。不同年龄阶段的手术患者恐惧心理不同，儿童害怕手术后引起疼痛；青壮年更加关注手术的安全性，对术后康复等问题忐忑不安；老年人则担忧手术的死亡危险。不同疾病的手术患者恐惧心理也不一样，其中，口腔恶性肿瘤中晚期患者常常因担心疾病发展、手术预后差而焦虑。

（6）悲观、失助感：因丧失了劳动能力，或导致了形象变化，口腔颌面外科手术患者变得异常悲观，少言寡语，对外界事物不感兴趣；有的患者会出现"无能为力、无所适从、听之任之、被动挨打"的情绪反应，进而自暴自弃、放弃治疗，甚至出现轻生的念头。

（7）期待：人在生病之后，不但躯体发生了变化，心理上也经受着折磨。不论急性或慢性患者都希望得到认真的治疗和护理，急盼早日康复。对于口腔颌面外科手术患者而言，盼望自己能够早日手术的同时，又希望得到安全治疗的保证。

2. 了解手术患者相关的社会信息

（1）心理社会因素：个性特征、情绪状态、社会支持、生活事件数量、应对能力等心理社会因素，对外科手术患者的心理应激程度、手术顺利程度及术后康复状况都有影响。

（2）家庭社会因素：患者家庭状况、经济能力、文化程度、社会关系等，会影响医患沟通有效性和治疗方案的选择。

（二）手术方案告知与患者选择

1. 告知患者手术方案　对口腔颌面外科患者而言，接受手术难免会让他感到恐惧、焦虑。如何缓解患者紧张的情绪，争取患者最大程度地合作，手术医师将手术方案告知患者是关键的环节，告知的过程中首先要以同理心不断鼓励患者，舒缓患者的情绪。大多数患者都想和医师交朋友，只是有的医师没有给他们机会。医师应在有限的时间内把治疗方案、预期结果、可能发生的医疗意外及并发症清晰地告诉患者和家属，特别说明医疗意外和并发症的预防及力所能及的应对之策，让他们明白，你是站在他们的立场上思考问题的，你愿意为他们着想。口腔颌面外科医师必须以诚恳的态度，用患者及家属能听懂的语言和他们沟通，尽量用较短的时间争取他们的配合。

2. 尊重患者的选择权　当患者需要作出手术决策时，常常需要对是否手术、什么时候手术、采取什么术式作出选择，在选择的过程中，一定要让患者参与其中。此过程的沟通要点包括：①确定让患者或家属知道正在发生或将要发生的事及原因。②用建议而非命令或指令的方式与患者或家属沟通。③给患者或家属选择的权力。④让患者或家属参与决定。比如，对于埋伏尖牙拔除的患者，根据埋伏尖牙情况、患者年龄等因素，向患者及家属提出手术拔除、正畸牵引治疗等不同治疗方案，给予患者及家属选择的权利。

3. 演好医师的"角色"，把握好沟通的方法

（1）设身处地：医师与患者之间的沟通是一个交换信息、达成一致、共同解决问题的过程。然而，二者在认知上存在一定差距，医师的理性认知与患者及家属的感性认知之间存在矛盾，比如正颌手术后当天须留置气管插管以保证患者的安全，但留置气管插管会导致患者的不适感，通常会加剧患者的烦躁与家属的担忧感。在这种情况下，医师要设身处地站在患者的立场上，体验并理解患者的认知和感受，用心灵去感知、思维和体验，做到感同身受，用自己的专业知识安抚患者及家属。

（2）认真倾听：医护人员应耐心地倾听患者的诉说。患者的诉说是内心痛苦的释放，可以消除忧愁与悲伤。积极主动地倾听，不要打断患者的话，通过患者的诉说，可以及时掌握患者的病情及心理变化，了解患者身心的真实情况，发现在治疗中忽视的细节。

（3）认同患者的感受：医师要努力营造使患者感到自在和安全的氛围，让患者及家属能够主动、自由地表达自己的意见。医师应接受、肯定患者的真实感受。以一种表明你了解他所讲述的真实情况和理解他对这件事的感受的方式来作出反馈，也就是用你的语言把患者的事情再复述一遍。注意对方的反应，医师要用心观察表明患者及其家属感受的种种迹象（包括表情、身体语言等）。

（4）真诚鼓励：医师要善解患者的难言之隐，鼓励患者把自己的担心、不安说出来，解除压抑。

（三）术前指导与谈话

1. 术前指导　患者手术前，医护人员应遵循"尊重、不伤害，用心倾听，鼓励表达"的原则，为患者提供正确的心理疏导，指导患者加强自我训练，调动患者的主观能动性，配合医师迎接手术。例如，培养患者的自我分析能力和联想能力，让患者分析自己疾病是采取保守治疗好，还是采取手术治疗好，以主动地控制自己紧张、恐惧的状态。

手术前，要叮嘱患者好好休息。睡眠对手术顺利进行是非常必要的，所以，对失眠的患者，要告诉他睡眠是为了手术时减少体力消耗，有利于手术的进行。对害怕手术疼痛的患者，要让他明白为免除疾病折磨，手术是必要的，并告知现有的技术已能很好地控制疼痛，使患者平静地接受手术。

患者进入手术室时，医护人员应以端正的仪表、和气的语言向患者介绍手术室的环境、手术医师及麻醉师，使患者对手术有一个大致的了解；告知患者，其亲人正在手术室外等候，使患者知道有许多人在关心他，尽量减少患者到手术室后的陌生无助感，提高患者手术期间的安全感和信任度，增加对手术治疗的信心。

2.术前谈话　口腔颌面外科手术前，医师要找患者、患者家属或单位领导谈话，并要求他们在谈话记录上签字，这是一种常规制度。告诉患者手术的名称、方法，让患者了解手术的大致情况和适应办法。例如：对非全身麻醉下进行手术的患者，应该告诉他，在牵拉口角或舌部时会有不舒服，但只要尽量放松或做几次深呼吸，就可以减轻；又如，对术后须留置胃管或气管插管（套管）的患者，应事先告诉他术后说话会不方便，在这种情况下应如何表达自己的要求等。

通常情况下，医师是在征得患者及其家属同意后才决定手术的。手术是以损伤为前提的，患者是否接受这种治疗，自己完全有决定权。按常理而言，患者都是在无奈的情况下面临手术的。因此，应向患者及家属充分说明手术的必要性，以及不及时治疗可能产生的后果。

（四）手术后的沟通

1.及早沟通　口腔颌面外科手术后应及时向患者家属说明手术情况。

2.及时说明，消除顾虑　有些患者口腔颌面外科术后身心反应严重，虽然手术成功，当患者仍有些许不适时，医师要给予指导和安慰。

3.正确指导患者术后活动　指导口腔颌面外科患者如何在术后加强康复锻炼等。

4.适时沟通　及时了解口腔颌面外科术后可能出现的并发症及其原因，并及时向患者家属说明原因、转归、处理方法。

（五）与危重患者及家属的沟通

1. 危重患者及家属的心理特点　首先，危重患者及家属在急诊入院后会因紧张的抢救过程及突然离开熟悉的环境易产生焦虑和恐惧情绪。其次，在进入监护室的几天内则会先后产生否认、孤独及忧郁情绪，而意外受伤还易愤怒。一些患者则会因认同监护病房环境对其生命安全有较大保障，而产生依赖。由于危重患者一般是在重症监护室里进行治疗，患者家属只能在规定的短暂时间里访视患者。其余时间只能在监护室外等待。这种长时间的等待决定了患者家属对能够及时了解患者病情及其转归十分渴望，并因而容易产生焦虑、烦躁，甚至是猜疑、愤怒的情绪。

2. 与危重患者及家属的语言沟通　针对有恐惧、焦虑孤独等负面情绪的患者，要避免在其面前谈论病情，没有一位意识清醒的重症患者可以承受医师的这句"你已无药可救了"，特别在患者极为痛苦时，更应对其进行安慰和鼓励，这对于增强患者治疗的信心、减轻焦虑情绪和战胜恐惧都有着很大的作用。然而，面对患者，医师应充分理解其略为过激的行为，切不可训斥患者，要对患者或者家属倾诉出的烦恼表示充分理解，并使其感觉到你感同身受，这样可让其感受到医院的温暖、安全的同时，也可加深患者对医师的信任。

另外，与患者家属沟通时应记住一条中心法则："医师不能完全代替患者家属满足患者对情感的需求"，探视前，医护人员应指导患者家属不要在患者面前流露出悲伤情绪，强调在患者面前保持镇定的重要性，并应嘱咐家属探视时对患者讲一些利于疾病治疗的话。

面对家属质疑和愤怒，对于前者，我们应该真诚地表示理解，尽量做到有求必应，及时告知家属患者的病情及其可能的转归，以及下一步准备对其实施的治疗方案，随时保持和家属的接触与沟通。对于后者，应及时找出家属愤怒的原因，不急于与其争论，也不要急于否认，等待其情绪宣泄后，找好时机沟通。

（六）与急诊患者及家属的沟通

1. 急诊患者及家属的心理特点　常见的口腔颌面外科急诊主要是颌面部外伤，包括软组织损伤、出血、颌骨骨折、间隙感染等。首先，意外受伤以及夜间急诊易使患者及家属产生焦虑和愤怒情绪。其次由于患者求医紧迫，患者及家属对能够及时了解患者病情及其转归十分渴望，而医务人员为了保证治疗的准确性，必须详细采集病史，进行一些必要的检查方可治疗，这可能会造成医患双方的需求与现实之间的矛盾。

2. 与急诊患者及家属的语言沟通　首先，医务人员要熟练掌握专业理论知识，对患者及家属提出的问题给予正确的回答及指导，解除患者的焦虑、愤怒等不良情绪，从而有利于医患沟通。医护人员要站在患者或患者家属的角度，通过换位思考，去体谅患者和家属的心情，以积极情绪去感染患者，让患者和家属感觉安慰。

其次，迅速调集各科力量，用最快的时间采集病史并进行必要的检查，于第一时间采取最佳治疗措施，使之得到全面有效的治疗（图 7-3）。

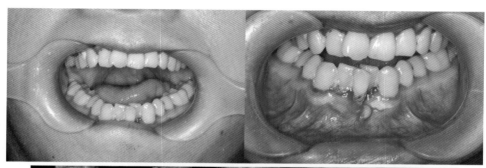

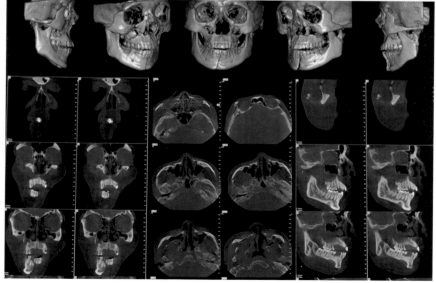

图 7-3　口腔颌面部多处骨折口内及影像学检查

（七）口腔颌面外科语言沟通技巧

语言是人际交流的工具，是建立良好医患关系的一个重要载体。医护人员必须善于用语言艺术达到有效沟通，使患者能积极配合治疗，早日康复。医护人员每天面对患者，不但要善于使用美好的语言，避免伤害性的语言，还要讲究用语技巧。在繁杂的临床工作中，医护人员应当熟练地运用职业性语言，包括医疗性语言、安慰和鼓励性语言、劝导性语言、暗示性语言、指令性语言及朋友性语言等。

1. 态度诚恳，落落大方　口腔颌面外科医护人员与患者对话中应注意态度诚恳，彬彬有礼，落落大方。语言内容尽量中性，不卑不亢，既表现出对患者的同情关切之心，又保持一定的距离。尊重患者的人格、隐私和知情权，使患者在心理上产生一种亲切感和信任感。

2. 运用得体的称呼和敬语　合适的称呼是建立医患良好沟通的起点。称呼得体会给患者以良好的第一印象，为以后的交往打下互相尊重、互相信任的基础。医护人员称呼患者的原则是：要根据患者身份、职业、年龄等具体情况，尊重为先，因人而异，力求恰当。应避免直呼其名，尤其是在初次见面时不礼貌地呼名唤姓，更不可用床号取代称谓。

3. 采用通俗表达的语言　医患沟通要求语言表达清楚、准确、简洁、条理清楚，避免措辞不当、思维混乱、重点不突出及使用对方不能理解的术语等情况。要充分考虑对方的接受和理解能力，用通俗化语言表达，尽量减少使用专业术语。医患在交流时，医师宜采用患者易于理解和接受的通俗词语，将医学用语通俗化，让患者能听明白。对于医师来说，使用专业术语进行的说明最准确、最简明。但是，对于没有受过正规系统医学教育的患者来说，专业术语使用过多会使患者难以共享信息，因而这需要医师多用通俗的方式来表达医学知识，这样患者才能与医师更好地沟通，共享信息。对于必须说明的医疗专业术语，医师要多用图片、模型或录像等形象化的形式来进行解释说明（图7-4～图7-6）。

4. 讲究倾听的技巧　在医患语言交流中，特别需要医护人员保持倾听的状态，这是医患交流的基本条件，否则患者的相关信息就会缺失，患者的合作态度也受到影响。医护人员通过祥和的目光，主要注视患者眼睛及面部，同时也主要观察患者的肢体语言，必要时提醒患者说明某个症状或问题。在患者说话时，认真倾听，不能思想不集中，不随意打断或阻止患者的叙述，或无缘无故离开患者，使患者产生疑虑和误解。

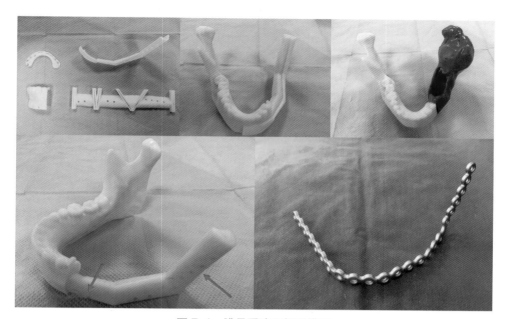

图 7-4　腓骨重建下颌骨模型

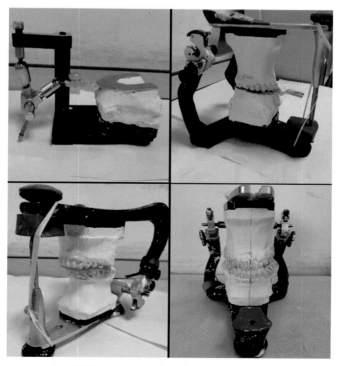

图 7-5　正颌手术术前颌架设计模型

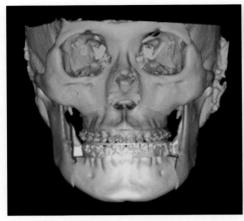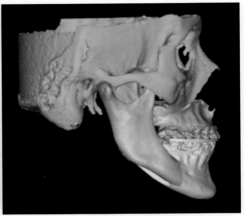

图 7-6　正颌手术术前数字化设计模型

5. 应用开放式交流　在与患者交流时，应多用"开放式"和适当用"封闭式"谈话方式，要避免"审问式"提问。"开放式"提问使患者有主动、自由表达自己的可能，便于全面了解患者的病情和心理等信息。"封闭式"提问只允许患者回答是与否，在少数情况下，便于医务人员快速有效地了解病情。同时，交流时要避免医护人员单方面唱主角，双方交谈变成"一言堂"，患者没有机会表达，引起反感。

6. 轻松的语言环境　对有些患者可以适当地利用幽默、轻松、诙谐的语言来调节病房的气氛，会对患者产生意想不到的良好效果，帮助患者增强自信心，重新树立乐观的自我意识。

7. 杜绝伤害性语言　在整个医疗过程中，医护人员要注意有技巧地使用保护性语言，避免因语言不当导致不良的心理刺激。伤害性语言会通过大脑皮层与内脏相关的机制扰乱内脏和躯体的生理平衡，可引起或加重病情。对于个别有过激、失态、非礼言行的患者，要冷静理智，既义正词严，又外柔内刚，不要针锋相对、火上浇油。医患沟通时应杜绝使用以下几种伤害性语言：直接伤害性语言，如"你为什么这么不懂道理"；消极暗示性语言，例如"你为什么这么迟才来看病""准备后事吧"等，在沟通对象面前，与他人窃窃私语也容易产生误会。

8. 多用亲切平缓的语气　语气和行为也是重要的沟通方式，在与患者交流时，医护人员要态度亲切和蔼，语气平缓得当。尤其在对患者的心理问题进行干预时，它们往往比语言本身更重要，患者的心理总比正常状态下更脆弱、更敏感。同一句话，以不同的语气并伴随不同的表情和动作，会使之产生完全不同的感受。一句冷淡生硬的话语会使其产生悲观或激动的情绪；而一丝温和的语气会使患者感到莫大的温暖和鼓舞（图7-7、图7-8）。

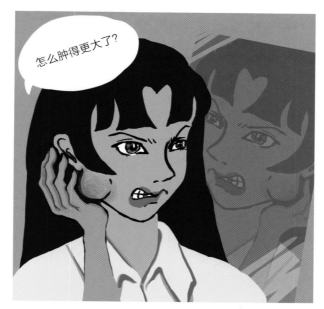

图 7-7　右腮腺区肿物，患者感到沮丧和焦虑

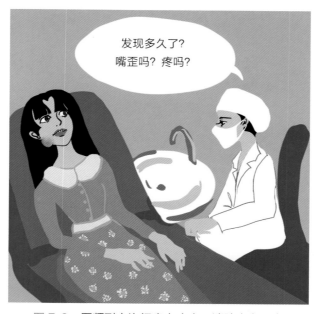

图 7-8　医师耐心询问患者病史，消除患者疑虑

155

9.**坦诚面对问题**　对于医疗活动中的局限性、相对性和不可避免的瑕疵，要及时向患者解释说明清楚，取得患者的理解和支持。对于医疗活动中的不当和差错，要及时上报，诚恳沟通，取得患者的谅解。推脱性语言往往会让患者反感，不利于医患双方信任的建立和进一步沟通。

10.**不评价他人的诊疗工作**　由于每个医院的条件不同，每个医师的技术水平不同，对同一疾病认识可能有不同，因而对同一疾病的处理方法也有可能不同，更何况疾病的诊断和治疗是一个复杂的过程，故不要评价他人的诊疗，否则常会导致患者的不信任，甚至引发医疗纠纷。

11.**沟通困难患者的语言沟通**　在临床上，口腔颌面外科医师也会碰到较难应付的患者，这类患者有的固执己见、不顺从医师、不遵守医嘱，甚至态度恶劣；有的因治疗后未达到其预期效果，对医师产生了怀疑；还有部分因患有其他全身疾病而导致有沟通障碍的患者，在对待这类患者时，医师会感到更难以与其沟通，因而很难使治疗达到满意的效果。这些患者往往心思细腻、敏感，医师在处理时首先要明确影响沟通障碍的原因，沟通时要更加耐心细致，表现出诚恳的态度，以及对对方的尊重。对于那些对医师已经产生怀疑的患者，需要经治医师或者上级医师做大量的工作，重新获得患者的信任。医师首先要坦诚面对问题，耐心解释原因，告知患者相应的解决方案，减轻患者的焦虑和不满情绪，甚至可以鼓励患者与医师一起共同面对困难。对于因全身疾病而产生沟通障碍的患者，医师不能够表现出不耐烦的情绪，需要多采用患者容易理解的方式，以及积极向上的语言进行沟通。而对于那些态度恶劣、不尊重医师的患者，医师也应维护自己的尊严，但应尽量避免与患者发生争执。

三、常见的医患沟通问题

1.**费用问题**　患者的全身状态、某些复杂治疗、治疗流程和周期的不确定性，会导致治疗费用的不确定性，从而引起纠纷，应当事先告知，并应适当扩大。

2.**美学问题**　口腔颌面外科手术很多直接在面部皮肤进行，可能出现面部的瘢痕，以及面部不对称或肌肉运动不协调等问题，需要耐心仔细解释。

3.**功能问题**　例如肿瘤根治手术，会影响患者的咀嚼、吞咽、言语等功能，需要事先告知（图 7-9）。

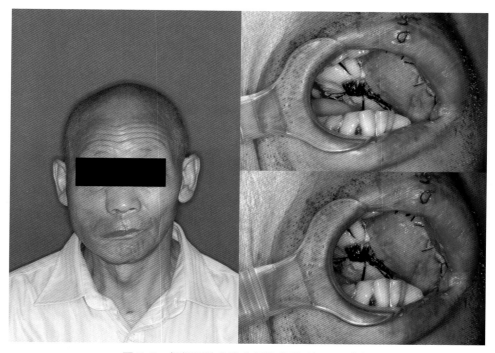

图 7-9 颅颌面肿瘤联合切除术后面相及口内相

4. 并发症 人体结构复杂，疾病演变过程较多，手术会出现一些并发症，例如腮腺手术面神经损伤的问题，需要术前告知。

5. 疗程问题 对于唇腭裂患者，其治疗要贯穿从出生到长大的整个过程，而不是简单通过一次手术就解决所有问题，需要患者理解。

6. 心理问题 个别患者属于偏执型人格，对于美学要求等有着自己偏执的理解，凭医师和现有技术无法实现其目的，需要术前仔细甄别与解释。

附 7-1 **口腔颌面外科医患沟通正误案例视频**

错误视频

正确视频

在与患者问诊、交流的过程中须注意：

1. 交流时，医患都处于平等的坐位。

2. 交谈中要有目光的交流。

3. 耐心倾听患者的诉说，体现出同理心。

4. 用通俗的语言解释病情和治疗方案，适当应用手势和影像学资料。

5. 检查和操作时，注意对患者的告知与保护。

6. 当治疗计划与患者的预期不一致时，应耐心与患者进一步沟通，解释原因。

附 7-2 情景模拟训练案例

口腔颌面外科患者的医患沟通

作为一名住院医师，有一位颌下间隙感染的患者需要做感染切开排脓。该患者为女性，52 岁，公务员，不愿让年轻住院医师操作。请你与该患者沟通，争取患者同意，并积极配合治疗。

情景模拟评分要点见表 7-1。

表 7-1 情景模拟要点评分要点

考核内容	分值	得分	点评与备注
称呼与礼貌	20		
倾听患者诉求	20		
自信表现	20		
解释治疗目的与方法	20		
鼓励与安慰	20		
总分	100		

沟通要点：

1. 态度和蔼，礼貌用语，告知患者诊断与初步治疗方案。例如"您好，我是您的主治医师，根据您的症状与检查，我们考虑是颌下间隙感染，目前首先要做的初步治疗是切开排脓"。

2. 寻求患者知情同意，倾听患者诉求。

3. 当患者表现出不信任时，积极与患者沟通，展现自信的一面。可以运用模型等向患者讲解治疗步骤，解释治疗目的，表明自己非常了解切开排脓的操作；可以向患者表明已为其他多位患者进行治疗并且预后良好，表明自己操作熟练可以胜任治疗，从而建立患者的信任。

4. 鼓励与安慰患者，纾解其紧张、焦虑情绪。在治疗过程中，可以与患者保持交流，转移其注意力。

附7-3 口腔颌面外科诊疗须知

阻生牙拔除术

1. 拔牙前须知

（1）禁忌证：心脏病，6个月内曾经发生心肌梗死；近期心绞痛频繁发作；心功能3~4级；心脏病合并高血压；严重的、未控制的心律失常；高血压，血压高于180/100mmHg，须控制血压并保持稳定后方可拔牙；造血系统疾病，例如贫血、粒细胞减少、急性白血病、恶性淋巴瘤、原发性血小板减少性紫癜等；糖尿病，空腹血糖值高于8.88mmol/L时不可拔牙；急性肝炎、急性肾炎暂缓拔牙；女性月经期间暂缓拔牙；妊娠早期和妊娠晚期，即第1、2、3个月和第7、8、9个月不可拔牙；感染急性期暂缓拔牙；长期服用抗凝药物的患者，需要咨询医师停药后才可拔牙；恶性肿瘤放疗后3~5年内不应拔牙，受恶性肿瘤累及的患牙不能拔除。

（2）拔牙前须进食，避免空腹，避免出现低血压、低血糖等情况而引发晕厥。

（3）有药物过敏史或者其他特殊情况的患者，须提前向医师说明。

（4）疼痛、肿胀、出血甚至是感染、损伤神经、折断牙根等是拔牙术中或术后可能会出现的并发症。

2. 拔牙后注意事项

（1）术创放置纱布或棉花，并嘱患者紧咬30~40分钟，有出血倾向的患者，应观察30分钟以上，不再出血后方可离开医院。

（2）2小时内不要吃东西、喝水，2小时后进软食、流质或半流质，以温冷为宜，不吃过硬、过热的食物。避免用术区咀嚼。忌烟酒和辛辣食物。

（3）24小时内不刷牙、漱口，不吮吸伤口，不频繁吐口水。

（4）拔牙后3天内唾液中有血丝属正常现象，若遇有出血不止，须立即到医院就诊。术区可能出现轻微肿痛，属于正常现象；若出现局部红肿、流脓及全身发热等现象，须尽快到医院就诊。

（5）术后7天复诊拆除口内缝线。

口腔小肿物切除术（门诊）

1. 术前须知

（1）禁忌证：系统性疾病（同拔牙）、心肌梗死、急性炎症感染期、月经期和妊娠期、化疗等。

（2）术前避免上呼吸道感染，手术前须进食，避免空腹。

（3）有药物过敏史或者其他特殊情况时，提前向医师说明。

（4）疼痛、肿胀、出血、感染等是术中或术后可能会出现的并发症。

（5）术后须行病理检查，根据病理结果如果为恶性须进一步确定手术、治疗方案。

（6）肿物切除术后有复发，甚至恶变可能，必要时须随访，保持良好的复诊习惯。

2. 术后注意事项

（1）麻醉消失后创口会感觉疼痛，一般无须处理，必要时按医嘱服止痛药。

（2）在术创放置纱布或棉花并紧咬30~40分钟，有出血倾向的患者，应观察30分钟以上，不再出血后方可离开医院。

（3）2小时内不要进食或饮水，2小时后进软食、流质或半流质，以温冷为宜，不吃过硬和过热的食物。忌烟酒和辛辣食物。

（4）24小时内不刷牙、漱口，不吮吸伤口，不频繁吐口水。

（5）术后唾液中有血丝属正常现象，若遇有出血不止，须立即到医院就诊。术区可能出现轻微肿痛，属于正常现象；若出现局部红肿、流脓及全身发热等现象，须尽快到医院就诊。

（6）术后7~10天复诊拆线，取病理报告单。

正颌手术

1. 术前准备

（1）常规术前全身检查：包括心肺功能、实验室检查等。

（2）专科检查：颌面部外形及功能检查、口腔内检查、影像学检查及头影测量分析。

（3）正颌手术设计：计算机辅助设计、模型外科分析等。

（4）与患者沟通交流计划，告知患者手术风险与可能的并发症。

2. 术后注意事项

（1）术后留置导管：一般术后会留有气管导管与导尿管。一般在术后次日早晨拔除。术后当日须使用心电监护。

（2）术后48小时内可用冷毛巾或冰水袋冰敷双颊减轻肿胀，3天后可以改用温毛巾热敷促进肿胀消退。

（3）术后饮食：术后流质饮食，2周后改进半流质饮食，术后6周颌骨初步愈合后逐渐恢复正常饮食。

（4）口腔卫生的保持：手术次日开始漱口、冲洗，特别进食后。术后的第1天会自觉疼痛不适，但务必要忍耐配合以降低感染机会。

（5）术后按时复诊，拍摄X线片观察愈合情况，约术后半年可拆除钛板、钛钉。

参考文献

[1] 张志愿. 口腔颌面外科学[M]. 8版. 北京: 人民卫生出版社, 2020.

[2] 王港, 关淼升. 从医患关系现状看口腔医疗活动的特点及对策[J]. 人民军医, 2018, 61(06): 569-572.

[3] 王延萍. 试论口腔外科医师应具备的素质和条件[J]. 中外健康文摘, 2009, 6(13): 55-56.

[4] 李刚, 贺周. 口腔医师与患者沟通的技巧[J]. 北京口腔医学, 2002, 10(3): 153-155.

[5] 谢保群. 论医患沟通中医师的语言沟通技能[J]. 医学与哲学 (人文社会医学版), 2010, 31(01): 32-34.

[6] 耿燕. 人际沟通与交流 [M]. 北京: 清华大学出版社, 2015.

[7] 张瑞宏. 医患交流与沟通 [M]. 成都: 西南交通大学出版社, 2011.

[8] 肖兰兮. 牙科焦虑症的病因与口腔治疗管理[J]. 全科口腔医学电子杂志, 2018, 5(34): 40-41+49.

[9] 王锦凡, 尹梅. 医患沟通学[M]. 2版. 北京: 人民卫生出版社, 2018.

[10] 孙卫斌, 王磊. 口腔临床医患沟通[M]. 北京: 人民卫生出版社, 2019.

（袁　华）

第八章

口腔正畸科医患沟通

　　口腔正畸学是研究错𬌗畸形的病因机制、诊断分析以及预防和治疗的学科。错𬌗畸形是指儿童在生长发育过程中，由先天的遗传因素或后天的环境因素，例如疾病、口腔不良习惯、替牙异常等导致的牙齿、颌骨、颅面的畸形。常见的错𬌗畸形有牙齿排列不齐、上下牙弓间的咬合关系异常、颌骨大小形态位置异常等。形成错𬌗畸形的机制主要有牙量与骨量、牙齿与颌骨、上下牙弓、上下颌骨、颌骨与颅面之间的不协调。因此，现代错𬌗畸形的概念已远不只是指牙齿错位和排列不齐，而是指由牙颌、颅面间关系不调而引起的各种畸形。据世界卫生组织统计，错𬌗畸形是口腔三大疾病（龋齿、牙周病）之一，在我国患病率高达73%，严重影响患者的口腔功能、容貌美观和心理健康。

第一节 口腔正畸科的诊疗特点

一、口腔正畸治疗目标的转变

19世纪90年代，被誉为"现代口腔正畸学之父"的Edward H. Angle（图8-1）提出了Angle分类法，这被视为口腔正畸发展过程中极重要的一步，因为这种分类方法不仅划分了错𬌗畸形的几种重要类型，还第一次清晰简明地描述出了天然正常𬌗的牙列。Angle指出上颌第一磨牙是咬合关系的关键，上下颌第一磨牙应该有相对稳定的关系，即上颌第一磨牙的近中颊尖咬在下颌第一磨牙的近中颊沟。如果牙齿按照一个平滑的𬌗曲线排列，并且具有上述的磨牙咬合关系即为正常𬌗。近100年的正畸治疗经验表明这个阐述是正确的，极大简化了正常𬌗的概念（图8-2）。

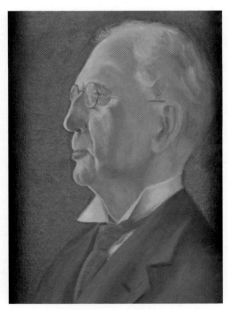

图8-1 现代口腔正畸学之父Edward H. Angle

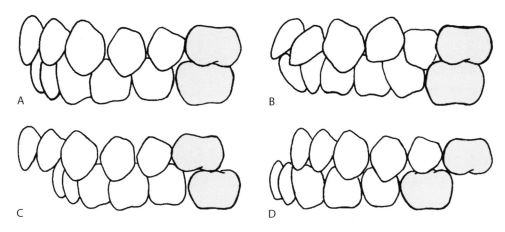

图 8-2　Angle 定义的正常拾和错拾分类

A~D. 正常拾，Ⅰ、Ⅱ、Ⅲ类错拾，该方法早在 20 世纪就被迅速和广泛地应用。它成为所有当代描述和分类系统的组成部分

　　由于精确定义的咬合关系需要一副完整的上下颌牙弓，保存完整的牙列成为正畸治疗的一个重要目标，因此，Angle 和他的支持者强烈反对正畸拔牙。他们过分强调牙齿咬合关系而对于面部比例和美观的关注不足。随着时间流逝，人们渐渐发现为取得完美咬合关系而牺牲面部比例协调关系的矫治结果是无法令人满意的。不仅是美观问题，人们还发现 Angle 及其支持者所使用的加长重力牵引期间获取的正常咬合关系是不稳定的。在 Charles Tweed 和 Raymond Begg（都曾师从于 Angle）等人的倡导下，美国和澳大利亚的部分正畸医师分别于 20 世纪 40年代和 20 世纪 50 年代重新引入了正畸拔牙矫治以改善面部美观并取得更加稳定的咬合关系的理念。现在，正畸治疗目标已悄然发生转变，更加注重面部突度以及牙齿对于面部美观的影响，这也是形成软组织形态标准的关键。

　　近年来的社会学研究发现一个问题：严重的错拾畸形会成为社会交往的障碍。排列整齐的牙齿和令人愉快的笑容会产生积极作用，相反，排列不齐或前突的牙齿则会产生消极作用。通常漫画里不太聪明的人都会有前突的切牙，女巫总会有一个骨性Ⅲ类错拾畸形的突出下巴。孩子们通常希望正畸治疗能带来社会交往及心理上的改善，而良好的功能通常放在第二位。外貌可以使老师对学生产生不同的期望，进而影响学生在学校的进步、就业及择偶时的竞争力。美国牙科协会健康政策研究所于 2015 年对这一问题进行了调查，哈里斯民意调查随机抽取了近1.5 万名年龄在 18 岁及以上的受访者，并对他们的回答进行了分析。研究人员根据经济状况（低、中、高家庭收入）和年龄（18~34、35~49、50~64 和 65 岁及以上）对研究对象进行了整体评估。调查结果给我们提供了一个有趣的结果：29% 的低收入成年人和 28% 的年轻人（18~34 岁）认为他们的口腔和牙齿的外观影响了他们的面试能力。25% 的成年人说他们会避免微笑，23% 会感到尴尬，20% 会因为口腔和牙齿的问题而感到焦虑。但低收入者和年轻人受到的影响最大，这两组中至少有 30% 的人表示他们经常或偶尔经历与牙齿外观有关的问题。最后，82% 的受访者同意这样的说法："如果我的牙齿又直又亮，生活就更容易取得成功。"然而，并不是所有错𬌗畸形患者，甚至一些有严重错𬌗畸形的患者，都会寻求正畸治疗。这是因为一些人没有意识到他们的问题，另外一些人感到需要治疗，但是无力承担治疗费用或是无法获得治疗。对需要和需求的认知是随着社会文化背景差异的变化而改变的。城市的孩子相比农村的孩子被（家长和同辈）更多地认为需要治疗。家庭收入状况也是决定多少孩子能接受治疗的主要原因。家长对孩子的期望越高，就更有可能为他寻求正畸治疗。因此，尽管治疗的需求和治疗能够带来的益处通常是通过仔细量化的牙列形态和颅面畸形程度来确定的，但糟糕的牙齿美学足以损害人们的日常生活。事实上，人们重视整齐的牙齿是因为它能让他们的生活更轻松、更美好。

正畸患者常常以美观为主诉就诊，也就是说患者不只是一个简单的求治者，更是一个求美者。这就很容易理解为什么正畸治疗的标准已经从 20 世纪中叶的 Angle 理想𬌗标准转变为软组织标准。软组织标准的概念是指现代正畸治疗的目标和限制主要考虑面部软组织协调，而不仅仅是由牙和颌骨决定。软组织标准相关的治疗方案包括：①最主要的治疗目标是从 Angle 理想𬌗转变为软组织的协调。这与 Angle 理想𬌗并不矛盾，但应意识到的是为了最大程度地满足患者利益，理想𬌗并非一直是治疗计划中最主要的关注点。软组织关系影响面部美观，它包括面部软组织比例以及牙列和唇部、面部的关系这两方面。软组织与牙齿位置适应与否决定了正畸治疗效果是否稳定。②正畸治疗的第二目标是转变为功能𬌗。与牙齿咬合相关的颞下颌关节病通常是由磨牙症或紧咬牙引起的颞下颌关节周围的软组织损害。因此，正畸治疗的一个重要目标是调整咬合，减少这种潜在损害。③以往正畸医师更多地关注牙齿和颌骨的关系，默认如果牙齿和颌骨关系正常，则软组织关系就能随之正常。随着正畸治疗越来越多地关注面部和口腔的软组织，治疗理念也转变为先决定面部软组织的关系，再确定牙齿和颌骨该如何移动以达到这样的软组织关系目标。为何这样确定治疗目标的方式如此重要？因为这关系到患者想要从正畸治疗过程中得到什么以及他们能得到什么。因此，现在口腔正畸医师在治疗过程中需要多多关注患者的心理和文化因素，当确定正畸治疗目标的时候，不仅要考虑到形态和功能，还要考虑患者的心理和伦理等方面。

二、口腔正畸治疗的"美学"评价

从古至今，颜值都非常重要。所谓爱美之心人皆有之。口腔正畸学是一门非常神奇的学科，牙齿在方寸之间几个毫米的移动，就可能改变人的脸型，达到"笑靥间，明眉闪烁惹人怜；微笑中，唇红齿白魅力生"的奇效。口腔正畸治疗以美学理论为指导，通过矫治器使错位的牙齿或颌骨经历一系列的生物机械运动，重建有效的咬合关系，恢复口腔功能，改善容貌。正畸矫治的目标是达到口颌系统功能的平衡，矫治效果的稳定以及牙、颌、面的美观。在当下美观逐渐成为正畸矫治的首要诉求，正畸医师也当与时俱进，面临新的挑战。在这个"看脸的年代"，我们能准确回答什么是"美"？美有"普世"标准吗？美有量化指标吗？其实所谓的美对于人脸来说就是一种趋中的平均状态，即具有吸引力的脸总是接近人脸总数的平均值。美国心理学家朗格瓦利用电脑图像合成技术，随机选择了96名男生和96名女生的照片，分别在五个级数上合成，即分别用2张、4张、8张、16张、32张合成一张人像。然后请几百人给这些照片就美的程度打分，研究结果发现，级数越高的照片分数越高，也就是说，合成的人像越多越美。以往有过很多关于"面部美学标准"的研究，例如格拉斯哥大学选择41个国家和地区数千张女士照片，用计算机合成肖像法得出美女们的"标准脸"。但也要注意，若正畸以及正颌医师都按"标准脸"量化参数进行造美，那后期"撞脸"将不可避免。

"美"是一种心灵感受，审美受种族、时代、地域、性别的影响，很难用统一的客观指标衡量。正畸是"科学"与"艺术"的统一，错𬌗畸形的矫治设计、矫治手段与技术、矫治过程，迄今尚缺乏公认的统一的理论定义。这就要求口腔科医师，特别是正畸医师，对患者的主诉，以及社会经济状况、教育经历、心理美学追求等人文背景有基本了解。种族有差异，脸型亦有差异，审美也有差异。在我国大部分人属于蒙古人种，看看我们民族古代的仕女图，是典型的东方脸型，细长眼睛，单眼皮，鼻子也不高，颏部发育不明显。而西方高加索人种普遍比中国人眼睛大，鼻子高，多双眼皮，颏部发育明显。由于近代受强势的西方文化的影响，中国人的审美在向西方人看齐。现今西方审美强调12颗牙微笑，饱满的颊囊，优美的切牙笑线，适量的露龈微笑。当下，我们所谓的美容往往是把鼻子垫高，睑裂开大，整个双眼皮，这种美仍是向西方面型的平均值看齐。所以，不管怎么样，东方人毕竟是东方人，再怎么整形都无法做成西方人的样子，即使把眼睛和鼻子做成西方人的样子，整体也难以协调，包括脸型、额头、下巴等跟整形后的眼睛和鼻子不一定相配。所以，在正畸诊疗中应充分体现出对人性的尊重，既要为患者解除错𬌗畸形带来的生理病痛，又要揣摩并满足患者的其他心理需求，尽最大努力在诊疗计划制订的初始阶段就将患者的利益最大化。正畸患者治疗目的除了功能的恢复，对治疗后的面部美观也同样看重。这就要求口腔正畸医师应具备一定的艺术素养，必须有审美和创造美的能力。在治疗前与患者进行充分而细致的沟通，仔细梳理患者的主诉，带领患者一起构建矫治目标。通过沟通交流，设立治疗的最低目标和理想目标，明确患者的口腔矫治方向。再将人体面部自然比例以及生理美学数据根据每个患者自身不同的口腔生理情况，融合到患者的个性化的矫治计划方案中去，以便在矫治过程中最大程度满足患者对于矫治后美观的要求。

三、口腔正畸治疗的"边界"

口腔正畸医师有这样一句话，"不以美观为目标的矫正是要流氓，不以功能为基础的矫正是搞破坏"。口腔正畸医师必须坚持传统的正畸治疗目标与现代美容标准相结合。牙齿、牙槽骨和颌骨是一个有机的整体，所以牙齿在牙槽骨中移动是有一定的范围的，允许牙齿移动的范围也就在方寸之间。因此，正畸医师必须清晰地认识到正畸治疗本身是有限度的，正畸医师在与患者就治疗目标进行沟通之前必须对正畸治疗所能实现的矫治效果有一个清晰的认识，不要盲目地夸大正畸治疗的效果，给患者过高的期望值，为日后的医患矛盾埋下隐患。这种牙齿移动范围的理论界限称为三维限度。三维限度可以被认为是一个三维非对称的密闭容器。正畸治疗是在这个容器中进行的，矫形治疗和外科治疗则改变容器的形状。所有错𬌗类型的矫治范围分以下 4 种：①可通过正畸单独移动牙齿的数量；②可通过正畸骨支抗辅助的较大范围的牙齿移动；③通过功能或矫形治疗改善生长的量；④通过正颌外科手术治疗来产生更大的移动量（图 8-3）。图中显示的一些潜在变化是依据各维度上的数据和对其他因素的预测综合而来的。因此，如果患者覆盖为 7 毫米，那么此类深覆盖大多是依靠拔除前磨牙后的正畸牙齿移动来

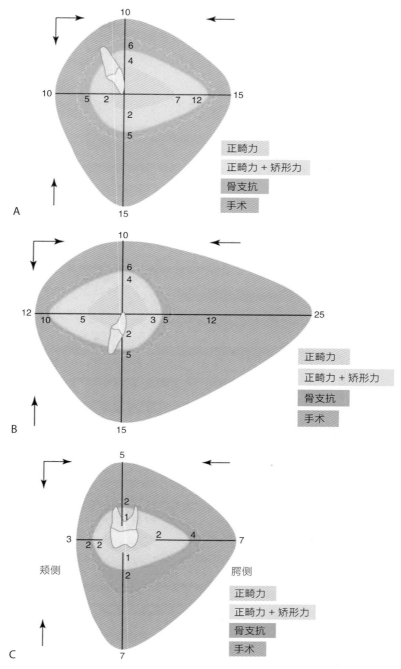

图 8-3　牙齿三维移动模式图

A~C. 牙齿前后向、垂直向、水平向上可能的移动范围可以用三维限度来表示，即分别表示单纯正畸治疗、正畸联合矫形治疗、应用骨支抗治疗和正畸 - 正颌联合治疗时牙齿的移动量

169

解决的。如果要求内收上颌切牙12毫米，则除了正畸力移动牙齿，还需要能够改变面部生长的颌面矫形治疗，以及骨支抗的应用。同样地，对于横向和垂直向问题也是一样。通常情况下，正畸和功能矫治产生的改变在矢状向比在横向和垂直向要明显得多。

正畸治疗的生理限制（例如代偿牙齿和颌骨位置的软组织代偿适应能力）是与前三个因素相关的，而且通常小于图表中所显示的解剖限制。例如，下颌扩弓在尖牙区至磨牙区可扩宽3毫米。随着现代正畸骨种植支抗的使用，牙齿移动很可能超出可接受的生理和审美的适应点。当确定牙齿移动的可接受程度时，必须牢记与牙列和颌骨位置相关的面部外形软组织美学限制。正畸治疗中的软组织局限性包括：①唇、颊、舌施加在牙齿的压力；②牙周附着的限制；③神经肌肉对下颌位置的影响；④面部软组织的轮廓；⑤微笑时唇齿关系和前牙暴露情况。

所以，正畸医师必须有个清晰的认识，我们正畸治疗可以排齐牙列、改善侧貌、改变微笑，最终增进面部美观，这些都是通过牙齿在牙槽骨内移动完成，是有限度的。正畸医师必须清醒认识：正畸改善面形——我们能做到什么、做不到什么。正畸治疗对颌骨的作用很小，将"颧骨变得突出、眼袋变明显"归因于拔牙矫治是没有根据的。正畸对于面部的基本轮廓的改善，在"三庭"中仅仅对面下1/3有某些作用，而"五眼"则无法改变。以为拔牙（尤其是拔除智齿）可以"瘦脸"，期望通过正畸治疗使"鸭蛋"脸变成"锥子"脸是不现实的；期望通过正畸治疗获得突出的颏部，甚至是改变种族遗传脸型都是不切实际的。

治疗时机也是影响牙齿移动范围的重要因素。儿童和成人牙齿移动的量几乎相同，随着儿童的生长，矫形治疗可获得的改变量逐渐减小，在生长迸发期后随之减弱，所以一些可在早期矫治并获得一定生长改良的Ⅱ类和Ⅲ类患者若治疗时机晚了，则须借助外科手术。儿童的垂直向生长很难控制，暂时性支抗装置可用于年龄较大患者的垂直向生长控制。

正畸是对健康和美丽的一项投资，不同于购买一件商品，正畸治疗本身具有一定的医疗风险。因此，在治疗开始之前，正畸医师需要告知患者正畸期间可能存在风险。例如，正畸治疗过程中有些患者可能会出现关节弹响、疼痛等颞下颌关节病症状，正畸患者的颞下颌关节紊乱综合征发病率与普通人群的颞下颌关节紊乱综合征发病率相同，因此常规正畸治疗既不会引起也不能阻止颞下颌关节紊乱综合征的发生；正畸治疗过程中可能出现非医师所能控制的不同程度的牙根吸收，牙根长度有可能会变短；矫治过程中和结束后可能存在食物嵌塞；正畸治疗过程中有些牙齿尤其是上颌切牙,由于早期受到碰撞、咬合创伤或隐裂牙而不自知,造成慢性牙髓坏死;正畸治疗是咬合关系的改建,可能会出现咬合紊乱;正畸治疗过程中由于清洁口腔困难,口腔卫生不易保持,加上青春期的易感性,患者易发生牙龈炎,少数患者甚至会影响正畸治疗,导致牙齿脱矿,甚至龋坏;正畸治疗前已有牙周炎的患者,必须在牙周科医师会诊并治疗后开始正畸治疗。在正畸治疗过程中,若不遵医嘱戴用平面导板或其他装置,可能会导致牙周创伤,甚至牙根吸收;部分成人患者由于在正畸矫正之前就有牙龈萎缩,当拥挤的牙齿排齐后,有可能出现"黑三角",即由牙龈萎缩而导致牙龈接触点的龈方无龈乳头覆盖。正畸治疗前对风险的细致解读将有助于降低医患之间的术后矛盾。

与此同时,医师在考虑制订矫治计划时也应注意患者的经济条件,经济条件较好的患者可以为其推荐美观度较高的高档矫治器,更多地考虑患者在美观与舒适度上的要求。而经济条件较为一般的患者则应以满足其对于正畸矫治的基本需求为前提,向其推荐佩戴更为经济实用的矫治器。这些有针对性的矫治方案可以为治疗过程中医师与患者建立良好的医患关系打下坚实的基础,也有助于患者后期积极配合医师治疗。

第二节　口腔正畸患者在诊疗过程中的心理问题

口腔正畸医师在涉足这个领域时就应明白牙齿移动仅仅是患者治疗的一个方面,很多疗效的评价都是非常主观的指标。加上近些年社会上的广泛宣传,患者对于美的要求不断提高,有些患者甚至希望通过正畸治疗来改善脸型,能达到一个整容的效果。在临床工作中我们会发现,有时候患者的治疗明明没有任何问题,医师的态度也很耐心,但仍出现了各种各样的医患纠纷,这是为什么呢? 这往往是因为在开始治疗前医患没有进行充分的沟通,正畸医师没有"摸准"患者的"脉",没有抓住患者的特点。所谓的沟通就是为了设定的目标,把信息、思想、情感在个人或群体中传递,并达成共同协议的过程。沟通是一种重要的工作能力,只要工作对象是人就一定存在沟通过程。正畸医师除了给患者提供信息,也需要关心患者想从治疗中了解什么、期望什么。每位患者都是不同的,他们有着独特的治疗需求以及制订计划的方式,正畸医师须因人而异,做出合适的治疗决策。

每位患者的人生经历、家庭和文化背景不尽相同，这些自然会影响患者对正畸治疗方案的个性差异。目前，正畸治疗仍缺乏对疗效判断的量化指标，在医患之间沟通缺少可共同参考的客观标准，这就需要正畸医师重视充分的治疗前沟通，在治疗前向患者交代清楚判断治疗成功的标准。同时，一定要鼓励患者提出他的判断标准，在治疗前把医患之间的认识差异降低到最小化。良好的沟通除了能促进医患间的合作，也可以最大程度地优化治疗结果，提高患者的满意度。

一、口腔正畸患者的心理障碍

绝大多数正畸患者没有心理障碍，但可能有心理不适或心理问题，或伴有这样的趋势。因此，临床心理学成为正畸医师急需掌握的新知识。正畸医师如果能够正确判断患者心理问题的趋势，就可以避免因不当的沟通加重患者已有的心理问题，防范因沟通不畅造成的医患纠纷，提升医疗服务质量。很多正畸患者在正畸治疗前可能罹患过心理障碍，尽管这些患者的心理障碍基本在控制范围内，但是辨别这些障碍会如何体现出来是很重要的。正畸医师常遇到的心理问题有：

1. 注意力缺陷 / 多动症　注意力缺陷 / 多动症（attention-deficit/hyperactivity disorder, ADHD）是一个慢性综合征，特点是患者注意力不集中、易冲动、过度活跃。约有 8.8% 的 3~17 岁的未成年人被诊断为 ADHD，其中 12% 为男孩，成人患者约占总人口的 4% 以上。ADHD 的病因尚未明确。绝大多数病例被认为与基因因素有关，而且很可能是由多基因因素而非单基因决定的。大约有 20% 的病例与产前大脑损伤有关，例如大脑缺氧伴随早产、吸烟、肿瘤。食物过敏与食物添加剂也可能为令其恶化的因素。多动症和注意力不集中可能成为正畸治疗中的阻碍。由于健忘以及注意力不集中的问题，患有 ADHD 的患者可能无法在治疗中保持安静，也无法保持口腔的清洁，对于戴用橡皮筋或是执行其他医嘱等也会存在困难。对待这类患者最好的方法是，把需要患者配合的工作简洁明了地向其说明，可以把这些说明写下来或者让父母提醒他们，通过提问的方式检查这些患者是否理解，如果患者很配合则可以给予奖励。为了避免牙齿脱矿或龋病的发生，这类患者需要更频繁的牙病预防手段。为了增加治疗成功的可能性，这类患者的正畸方案中应尽量避免使用需要其高度配合的手段。在长时间的正畸复诊过程中，可以给患者中途休息的时间，这对他们的治疗是很有帮助的。

2. 强迫症　强迫症（obsessive-compulsive disorder, OCD）的定义是以侵入

性思维和反复的、强制性的行为为临床特点的一类神经精神疾病。患者的行为是为了极力降低这些伴随着侵入性想法的焦虑。人群中这种心理障碍的患病率为1%~4%，而且他们常伴随着进食障碍、自闭症及焦虑症。强迫型人格常常过分地谨小慎微、严格要求、追求完美，以内心的不安全感为特征。这样的患者常因为他内心深处的不安全感导致优柔寡断、怀疑、过分谨慎；需要很早以前对所有的活动做出计划；过分专注工作成效，刻板固执、因循守旧。具有这种倾向的正畸患者追求正畸疗效的完美。对治疗中情况的判断非常主观和固执，如果医师不能满足他，即感不悦。对于临床的细节，会反反复复确认（图8-4）。

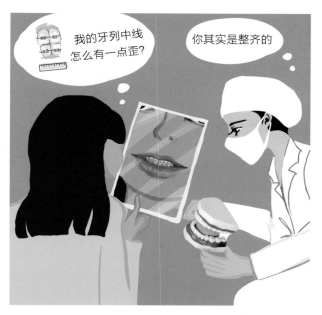

图8-4　具有强迫症倾向的正畸患者追求正畸疗效的完美，对治疗中情况的判断非常主观和固执，对于临床的细节会反反复复确认。如果医师不能满足即感不悦

3. 身体畸形恐惧症　身体畸形恐惧症（body dysmorphic disorder, BDD）也叫作躯体变形障碍，患者对于自身很小的或根本不存在的缺陷过度关注，并进行夸张的负面臆想。患者最常关注的部位是头部及脸部区域，所以正畸医师可能会遇到患者过度关心自己的牙颌畸形的情况。这类心理障碍的患者还会多处咨询他们自认为的缺陷，近乎强迫地关注他们的外表，会表现出情绪上的波动。患者过度关注自己的缺陷会导致压力骤升，出现一系列的心理障碍及行为异常。他们很可能会因为用过多的精力和时间去关注自身的缺陷而与社会脱节。如果这类障碍没有得到治疗，绝大多数患者将会寻求口腔治疗、药物或者手术的手段来"矫正"

他们的缺陷，可想而知最终的结果总是不尽如人意。然而即使身体缺陷的改善也并不意味着患者心理上也会改善。失落的患者或许会变得很暴躁，甚至会自杀。因此，正畸医师或其他临床医师在面对这些患者时要特别谨慎，这些患者可能会扰乱正常的诊疗程序，让医师和患者感到很受挫。

就算没有被诊断出 BDD，患者也可能会过度关注自己很微小甚至不存在的错殆畸形。正畸医师需要学会筛选这类患者，仔细询问每位患者的病史，尤其需要明确患者对审美认知的程度及性质。正畸医师应当明白通过正畸治疗手段几乎不可能使这类患者满意。对于绝大多数正畸患者，他们的审美是没有明显异常的，也不太会把畸形看得那么严重。如果患者对畸形过度关注，那么正畸医师在正式治疗前应该对患者心理方面进行更深入的检查，或者根本不治疗这类患者。Polo 等设计的一系列问题对于分辨过度关注自身畸形的患者很有帮助。

对于这类过度关注自身细微缺陷的患者，一定要事先告知他们正畸治疗的效果是很有限的。让患者认清现实并做出选择，包括是接受还是放弃治疗。准确预测正畸治疗后的效果，并与治疗前比较，要侧重真实性，不能让患者抱有不切实际的期待。对于是否接受治疗、最终的治疗计划及治疗过程中可能出现的困难都要以书面形式记录下来。如果治疗已经进行，应立刻停止治疗，并让患者去咨询专业人士，先治疗心理问题。

4. 双相障碍　双相障碍（bipolar disorder, BD）之前被称作躁狂抑郁综合征，由两个部分组成：抑郁和躁狂。这种感情的剧烈波动会严重影响患者生活。双相障碍的病程变异多端，但该病的终身患病率为 1.6%，发病高峰年龄段是 15~24 岁。伴随心境不稳的患者时而抑郁时而躁狂，是该病与其他障碍的不同之处。双相障碍的发病机制包括异常的神经化学因素，其异常有部分遗传相关的原因。双相障碍的患者最令人担忧的事情就是，一般患者在发病 5~10 年后才会进行治疗。在此期间，这些患者时而抑郁时而躁狂，其病情也会变得难以控制。对正畸医师来说，双相障碍的患者口腔卫生比较差，依从性不佳，对正畸治疗态度冷漠。在治疗过程中，药物会使这类患者出现口腔干燥、继发龋等相关疾病。面对这样的患者，我们需要耐心倾听患者对问题的分析，表现出对患者的重视。面对患者不切实际的想法，我们不能直接说"你说的根本不对"，而应该交代这是我们目前医学发展的局限。当患者对医师水平有怀疑时，可以鼓励患者多询问或请会诊，而不要过多地强调自己多有本事，这样反而会加重猜疑。要让患者感受到治疗是以他为主的。诚然，我们才是具有专业知识的人，但是在交流过程中，我们要让患者觉得他对整个治疗有一个非常的把控，才容易与患者进行沟通。

5. 抑郁症　抑郁症（major depressive disorder, MDD）是最常见的精神疾病之一，大约有 20% 的人在其一生中的某个时段会患上抑郁症。抑郁症的病程变化多端；它可能会发生一次或反复出现；可能会逐渐发病或突然患病，持续时间短则几个月，长至一生。抑郁症有很多表现形式，但常见的症状是患者持续 2 周以上的情绪低落，对日常活动失去兴趣、精力不充沛、持续性疲惫。青少年在抑郁时更容易发怒及宣泄情绪，但整体来说抑郁症患者会感觉空虚、焦虑不安、疲劳缺乏活力。因为正畸患者需要经常复诊，他们与正畸医师及其他医务人员会经常接触，所以正畸医师很容易察觉到青少年患者是否有抑郁症的相关表征或潜在的发病迹象。对于患者的一些表现，正畸医师需要格外留意，例如患者不再参与他们经常参加的活动、外貌发生改变、失眠、成绩突然下滑的同时也丧失了对日常活动的兴趣、滥用药物及酗酒。对于正畸医师，应该在治疗中更多地给予患者鼓励和心理暗示，强调积极的方面，让患者感觉到自己能对畸形进行了专业判断，充满自信。医师应从改善患者的情绪出发，挖掘治疗中取得的积极效果，强调治疗的有效性。

6. 人格障碍（personality disorder, PD）　自恋型人格障碍（narcissistic personality disorder, NPD）的患者认为自己比较特殊，他们认为自己应被特殊对待。这类患者的典型特征是自大、自尊心很脆弱、需要被人支持和特殊对待。因此这些患者对于一些微小的并发症有着更低的忍受限度，在未达到其要求时，很可能会诉讼于法律。NPD 患病率为 0.7%~2.0%。它的特点是患者情绪不稳定、易冲动、难以控制愤怒。NPD 患者一个很显著的特点就是，在刚开始矫正的时候对正畸的态度极度乐观，然而一旦在治疗中遇到相关问题（并发症）后，患者便会迅速表现出怨恨和愤怒的情绪。有些患者面诊过数不清的医师，专业名词比医师还熟，这种患者的动机就有问题。特别注意畸形较轻但要求过高的成年患者，或者是有特殊动机的患者，例如失恋后矫治、选秀等。对于那些合作度差、调皮的小男孩也必须留意。对于此类正畸患者，我们不能急于治疗，要耐心做好治疗前的鉴别，慎用有创、不可逆的操作。对于疗效确切的简单病例，我们可以先疏导、安慰，用取得的临床效果增加患者的信心，再进行下一步治疗。在临床沟通过程中，我们医师首先要做到诊疗专业化，态度不卑不亢，不要受到患者情绪的影响。在能鼓励和肯定患者时给予肯定，但不要刻意迎合患者，尽可能地缩短整个疗程。

二、口腔正畸患者的自我认知

心理因素会影响患者对自己错𬌗畸形及治疗计划的认知，虽然我们很难预测一个患者如何看待自己的个人情况。但幸运的是，一些研究方法能够让医师辨别患者是如何看待自己的错𬌗畸形的，这也可以帮助医师评估患者可能的反应。例如，一个行之有效的方法就是展示患者的侧貌。通过在一组剪影改变患者的侧貌的一部分，让患者选择最接近自己的那个，这样能够判断患者对自己的侧貌的评估是否准确。Giddon 等发明了认知度量技术，该技术通过电脑来模拟面部成像，按照预定值前后向，渐进地移动感兴趣的部位。通过点击图像，这组渐进移动的照片就可以同时展示出来。患者可以通过鼠标来设定其认可的侧貌的上下限，然后选出哪个侧貌最美。这款工具能帮助临床工作者判断患者能接受的侧貌范围。但在实际使用过程中一定要向患者强调这项技术只能作为临床诊断的一种参考手段，而不能作为最后矫治效果的评判标准，毕竟人体不同于电脑程序，存在更多的不确定性。

很多研究通过各种各样的手段调查过患者对面部美观的认知。Hier 等使用认知测量软件比较了正畸患者及同龄未治疗患者之间理想的唇位置参数值。他们发现，相对于正畸组，未治疗组的男性和女性更倾向于丰满的嘴唇，相应的数值要比 Ricketts 的上唇突度到 E 线（即鼻尖与软组织颏前点的连线）的理想距离要大。Miner 等比较了患儿及其母亲与正畸医师在侧貌评估认知上的不同。通过认知度量软件，将上唇、下唇及颏部的位置进行前后向的改变，在保证面型协调的情况下，生成一组从极度后缩到极度前突的照片。随后，患儿、患儿母亲及正畸医师针对每张照片评估相应的可接受范围值，同时选出最符合患儿侧貌的照片，并指出正常女性的可接受范围值。研究结果提示，患儿及其母亲在评价侧貌时，相对于实际的下颌位置，他们的评估结果偏前突，而且他们更倾向于患儿及正常女性有较前突的侧貌。这些研究均有助于了解患者本身存在的认知偏差，以及分辨不同患者对侧貌的倾向性。

这项技术也适用于评估不同人种对侧貌选择的倾向性。Mejia-Maidl 等进行了一项研究，选择不同年龄、性别、教育及文化背景的墨西哥裔美国人及白种人各 30 名，让他们对墨西哥裔美国人 4 种类型的侧貌进行评估。通过认知测量软件，总体上相对于白种人来说，墨西哥裔美国人更倾向于前突较少的嘴唇。此外，与文化适应性低的墨西哥裔美国人相比，白种人的可接受范围值更宽，同时对男性唇部和女性下唇的位置接受度更好。Park 等比较了韩裔美国正畸患者、白种人正畸医师、亚洲裔美国正畸医师之间对于侧貌认知的不同。韩裔美国正畸患者、白种人正畸医师在女性鼻子和男性颏部理想位置的认知上存在显著差异，韩裔美国患者倾向于女性鼻子略突，男性颏部较后缩。McKoy-White 等比较了黑种人女性患者、黑种人正畸医师和白种人正畸患者对黑种人女性可接受范围值认知的不同。测试要求患者准确选出最接近他们治疗前后的侧貌。结果发现白种人正畸医师较黑种人女性患者更倾向于较平坦的侧貌，黑种人女性患者相对于黑种人正畸医师更倾向于较丰满的侧貌。尽管这些患者可以准确辨认出自己治疗后的侧貌，但是他们回忆出的治疗前侧貌普遍比实际要更突出点。

这些研究揭示了种族、文化背景对正畸患者美学认知及选择倾向上的重要性。同时这些研究结果也揭示了与头影测量得出的面部参数相比，患者自我的美学认知存在着固有的不准确性。正畸医师在制订治疗计划时，须敏锐地区分患者个人的美学认知与患者实际的美学参数之间的差别。

三、口腔正畸患者的心理特点

1. 儿童患者的心理特点　学龄前的儿童由于年龄较小，主观没有意识到矫治错𬌗畸形的必要性，对就医无愿望，多感到恐惧而不敢进入诊室。对疼痛的恐惧导致不合作行为的发生是儿童心理障碍的主要因素。随着年龄的增长，稍大一点的儿童患者对美开始有了朦胧的追求，常因牙颌骨畸形、牙列不齐而招致同学的嘲笑，他们有求医的欲望但无决心和毅力，在治疗之初常因异物感、说话不便等原因想放弃治疗。某些家长的迁就行为等也会造成患儿的忧虑和不安，将正畸治疗视为心理负担，从而不能坚持治疗。医师跟家长的沟通后如果家长从众心理比较强，对正畸的意义风险和并发症又不太确定的时候，不宜马上接诊。此外，这类患者要特别强调患者的口腔卫生的维护。在治疗过程中，医师还是应该以患者为本，充分尊重患者本身的主观意愿。

2. 成年患者的心理特点　成年人心理发育已经成熟，有较丰富的社会经验及较强的自主行为。在正畸治疗开始前，首先表示对治疗方法、步骤、疗程等的关注，在反复咨询有关问题之后，待考虑成熟方下决心接受治疗。在治疗过程中，对每步操作都要考虑到是否有利，是否会造成伤害，在没有了解清楚治疗的目的和意义时不能有效的合作。有些患者自认为已掌握治疗的方法和目的，未经医师的指导下自行调整矫治器，均使治疗工作受到不同程度的影响。成年患者的目标一般是健康大于美观。但是也有一部分患者实际上是想求美的，但不好意思说，尤其一些女士，这时候就要跟患者做一个深度的交流，把患者的这个需求问出来。有些患者对美有明显的追求，认为自己有缺陷，与他人在一起时不敢开怀大笑，不敢张大口，甚至担心今后的恋爱与交友，急盼早日治愈，他们对于治疗时间长不能正确理解，误认为是医师推脱而情绪紧张，感到烦恼，我们应该在治疗中更多地给予患者鼓励和心理暗示，强调积极的方面，让患者感觉到自己积极的变化，充满自信。如果是这个年龄段没有结婚的男性或女性，存在咬合不适或关节区不适的情况，应该谨慎接诊。此外，事业或情感上进入平台期，对于期待美观改善能带来改变的患者，医师在接诊时也一定要注意，无论正畸能否成功，都无法从根本上解决患者的问题，因此正畸应该是暂缓进行的。

3. 老年患者的心理特点　老年人正畸治疗与青少年相比有很大的生理、病理差异。老年人全身情况复杂，常伴有心脏病、高血压、糖尿病、骨质疏松及其他全身系统性疾病。牙槽骨是最早出现骨质疏松的组织之一，骨质疏松牙齿移动加快，牙周病的发生风险增高。因此，老年患者矫治前应拍摄 X 线片测量骨密度，确定是否伴有骨质疏松，正畸治疗应慎重。老年人，特别是高龄老年人的矫治方案，要充分考虑到患者的全身状况及生理年龄。若患者全身状况差，伴随多种疾病或生理年龄较高，则不要过于追求完美，应重点解决主要矛盾。治疗方案要简化，减少复诊时间和次数。对高龄老年人应以保守治疗为主。我国老年人就医心理调查表明衰老和疾病导致机体器官功能减退以及社会地位、经济状况的变化易引起老年人情绪不良，对新鲜事物没有好奇心，敏感多疑，对医师期望过高，动辄情绪急躁，依从性差。因此针对老年患者的特殊心理，正畸医师在接诊时要尽可能多地与患者沟通，耐心向他们解释正畸治疗的目的、方法和效果，并向他们展示已经完成的病例，让他们直观地看到错𬌗畸形通过矫正是完全可以纠正或改善的，从而打消他们的猜疑，减轻他们的焦虑，获得他们的信任。

实际临床工作需要谨慎分析不同患者的心理以及治疗动机，评价合作程度，特别注意畸形较轻但要求过高的成年患者，或者是有特殊动机的患者。对于那些面诊过无数医师、专业名词比医师还熟悉的患者，矫治的心理往往就有问题。还有的患者存在追星心态，要求以明星的版本进行矫治，矫治的动机往往也问题，医师只有反复向患者解释：以面部美学量化标准衡量，照片中的人并非完美，没有必要照他做；由于面部骨骼类型不同，正畸治疗不可能将你做成他的模样。

附 8-1　正畸科医患沟通正误案例视频

在与患者问诊、交流的过程中须注意：

1. 医患交流与检查时的体位变化。

2. 恰当运用眼神与目光交流。

3. 在交流过程中，展现医师的职业素养，以获得患者的信任。

4. 耐心倾听患者的诉求，给予患者充分的人文关怀。

附 8-2　情景模拟训练案例

正畸科情景案例

某小学四年级学生小明因生活环境的变迁导致过敏性鼻炎，夜间诱发鼾症，睡眠质量明显下降，白天学习无精打采，成绩明显下降。其父母因工作繁忙等诸多原因，未能及时带小明就诊予以早期干预。小明长期鼻炎，张口呼吸，逐渐发现自己"龅牙"，小下巴，面容不协调。至此，小明开始少言寡语，内心极其自卑。拟给患者进行正畸治疗，在治疗前该如何和患者及家长沟通？

情景模拟评分要点见表 8-1。

表 8-1　情景模拟评分要点

考核内容	分值	得分	点评与备注
称呼与礼貌	10		
倾听并理解	10		

（续　表）

考核内容	分值	得分	点评与备注
向患者及家长解释错𬌗畸形的危害	10		
向患者及家长解释错𬌗畸形的心理社会问题	10		
向患者及家长解释错𬌗畸形与鼻咽通气的关系	20		
向患者及家长解释生长改良治疗的时机选择	20		
向患者及家长解释生长改良治疗的不确定性	10		
向患者及家长解释矫正费用的标准	10		
总分	100		

附 8-3　正畸科常用矫治须知

正畸治疗须知

1. 拔牙问题　尽管患者与医师都不愿意拔牙矫正，但由于现代人类牙齿总量大于颌骨总量，所以仍有 65%～80% 的牙颌畸形必须通过拔牙才能矫正。

2. 疼痛不适　初戴矫治器及每次复诊加力后，可能有不适感、黏膜溃疡，牙齿出现轻度反应性疼痛，一般持续 3～5 天后即可减轻及消失。若疼痛剧烈或持续 3～5 天后不减轻反而加重，或出现其他异常情况，则须及时与医师联系。

3. 口腔卫生　戴用矫治器尤其是固定矫治器的患者要特别注意口腔卫生。早晚及进食后、复诊前都必须刷牙，要把牙齿上的软垢及留存的食物残渣仔细刷干净，否则易造成牙龈炎、牙周炎、牙齿脱钙及龋齿，影响矫正进行及口腔健康。对于不能很好保持口腔卫生的患者，为不影响口腔健康，医师将劝导患者终止治疗。

4. 保护矫治装置　在固定矫治器的治疗过程中，避免吃硬、黏性食物及啃咬食物，大块食物切小后再吃，以防矫治器损坏。在矫治过程中，若因矫治器脱落或损坏需要更换或重新粘接者，应及时与主诊医师联系，以免影响疗程。

5. 按时复诊　矫治过程中必须按医嘱定期复诊。一般戴固定矫治器后每 4 周左右复诊一次。对于超过 3 个月无故不来就诊的患者，将视作自动终止治疗。若不按时复诊或长期不就诊，矫治牙将失去治疗控制和医师监控，后果自负。

6. 注意安全　戴用头帽口外装置的患者每天必须遵医嘱，否则影响疗效。在取戴口外装置时，应注意避免造成牙齿及面部组织器官的意外伤害。

7. 生长型控制牙颌面的生长　因矫治患者大多数都处于青春发育期，颌骨生长型异常是医师所无法预测的，治疗结果可能难以令人满意，严重的发育异常可能需要结合外科手术进一步治疗。异常生长在保持期还可表现为畸形复发，须重新进行矫治。

8. 配合问题　矫治过程中，患者或家长不能遵照医嘱积极配合，以至影响矫治进程者，医师将有权终止治疗。

9. 疗效问题　尽管绝大多数患者都是为美观而来，且大多数正畸治疗能够适当改善患者的外观，但正畸治疗不是整形手术，只能进行牙齿的移动，软组织的移动和牙移动并不是完全等同的概念。

固定矫治器矫治护理健康须知

1. 使用方法

（1）固定矫治器粘固在患者牙齿上，需正畸医师用专业器械才能取下。

（2）最佳矫治年龄为10~14岁，反𬌗（俗称"地包天"）宜尽早治疗。

（3）矫治疗程为2~3年，甚至更长。

（4）严格按医嘱要求佩戴牵引橡皮圈和口外牵引装置。

（5）拆除固定矫治器后须遵医嘱佩戴保持器。

2. 不适症状　初戴可能出现牙齿酸痛无力、口腔溃疡等，1周左右逐步减轻。

3. 饮食控制

（1）矫治初期选择半流质或软食，逐渐过渡到正常饮食。

（2）矫治期避免食用过硬（例如骨头、蟹壳、甘蔗、硬糖、坚果等）、过黏（例如软糖、口香糖等）、大块的食物。

（3）避免啃食动作，大块食物（例如水果和饼类等）先切成片状或小块再进食。

（4）垫高咬合的患者选择流质或软食，逐渐恢复咬合及正常饮食。

4. 口腔卫生：

（1）早晚及进食后仔细清洁牙齿及口内矫治装置。

（2）选择头小、毛软的牙刷，或者专业正畸牙刷，刷牙时均匀轻力，将牙齿内外侧面、咬合面及托槽周围、弓丝上下彻底清洁干净。

（3）注意控制力度，以免引起托槽、带环脱落。对于不易清洁的部位（例如弓丝下方被遮挡的牙面）建议使用间隙刷清理。

（4）推荐使用改良 Bass 法刷牙，尽可能将牙刷的刷毛伸进托槽与弓丝之间，清除托槽近远中牙面上的菌斑。①刷上颌牙齿：第一步，牙刷刷毛向上与牙齿殆面呈 45°，先清洁牙齿的下半部分（托槽殆方）和牙龈边缘等部位。第二步将牙刷刷头向下旋转 180° 仍与牙齿殆面呈 45°，方向朝下，主要清洁牙齿的上半部分（托槽龈方）。②刷下颌牙齿：同上颌，牙刷放置方向正好相反。

（5）刷牙后对镜子认真检查牙面及定矫治器表面是否干净，若有残留软垢或食物残渣应再次清洁，直至彻底干净。

（6）使用含氟牙膏，或辅助使用含氟漱口液预防龋齿。

5. 复诊要求

（1）每 4~6 周复诊一次，不适随诊。

（2）矫治附件松脱或异常，及时预约就诊。

6. 个性化指导

（1）指导纠正口腔不良习惯。①吮咬习惯：纠正吮手指、吮咬唇颊、咬物等不良习惯。②异常吞咽及吐舌习惯：纠正伸舌吞咽和吐舌习惯。例如扁桃体过大、慢性扁桃体炎、佝偻病等的继发性疾病，应治疗相关疾病后再进行正畸治疗。③口呼吸习惯：首先治疗呼吸道疾病，必要时切除过大的扁桃体。④偏侧咀嚼习惯：尽早治疗乳牙列龋齿，拔除残冠、残根，去除干扰，修复缺失牙，训练双侧咀嚼。

（2）儿童及青少年患者请家长协助督促和指导。

无托槽隐形矫治器矫治须知

1. 无托槽隐形矫治器是一种新型的可摘矫治器，但不是万能矫治器，有适应证选择，不是所有正畸患者都适合使用隐形矫治器矫治。部分患者治疗过程中不排除使用固定矫治器矫治的可能，以确保疗效。

2. 矫治器的动画模拟及最终模拟效果不能代表患者的最终效果，矫治的结果与电脑内的实际效果还是有些差距，不一定能够达到患者的主观要求，牙齿矫治不能改变面型。

3. 隐形矫治器是预置式定制矫治器，治疗过程中医师无法去调整牙齿，医师可能根据牙齿的移动情况需要重启，有的病例需要反复重启，有些病例须辅助固定矫治器矫治。

4. 良好的配合是治疗成功的关键，您须了解以下几点：

（1）初戴矫治器会有轻度异物感、唾液分泌增多、发音不清等，一般几天就会减轻或消失。

（2）初戴矫治器或换用新矫治器后，牙齿可能出现轻微疼痛、松动、咀嚼力减弱等症状，属正常矫治反应，一般在3～4天后会减轻或消失。若有其他严重不适，请尽快与您的医师联系。

（3）除进食、刷牙时等必须摘除外，每天须佩戴矫治器达22小时以上，因为只有您在佩戴隐形矫治器时，它才会发挥其矫治作用，否则影响疗效。

（4）隐形矫治器是按一定序列逐步移动牙齿的，因此，一定要按照医嘱、按矫治器的序号佩戴及更换矫治器，通常情况下，每副矫治器佩戴时间为1～2周，但如果每天佩戴时间少于20小时的话，则佩戴每副矫治器的时间有时需要延长数天到1周。千万不可无顺序地混乱佩戴矫治器。

（5）请一定要保存好最近使用过的至少3副矫治器，按相应编号存放在包装盒内，以防止出现目前正在使用的矫治器不慎丢失、损坏或矫治器无法就位等情况。在这些情况下，您的正畸医师也许会逆着原矫治器使用的顺序找到并重新使用上副佩戴良好的矫治器，以保持目前矫治的效果，丢失和损坏的矫治器重新制作需要支付相应费用。

（6）若不能按佩戴时间要求佩戴矫治器，则矫治周期延长，矫治效果难以保证，由此产生的后果将由患者承担。

（7）请按医嘱定期复诊。若不按约复诊，医师将无法保证矫治效果。因事改期或延期治疗均应获得主诊医师的同意，对于连续超过3个月无故不复诊者将视为自动放弃治疗，由此产生的后果将由患者承担，已收治疗费和材料费不退，按治疗前约定的费用，还请患者缴纳完全，否则医师无法结算。

（8）矫治过程中请保持良好的口腔卫生习惯，保持矫治器清洁。如果矫治器没有得到良好的清洁，其透明度、美观度会降低，甚至导致牙齿脱矿龋坏。

（9）根据矫治需要，会在牙齿上粘接一些小的附件，以利于矫治器的固位。

（10）平时应尽可能地将上下颌牙齿轻轻地咬合在一起（但不要紧咬牙）。尤其是在更换新牙套最初的3～4天，这样做可以使矫治器更好就位并有效发挥其矫治效能。

（11）请在使用隐形矫治器之前，详细了解隐形矫治器的使用说明，从而对隐形矫治器的摘戴、清洗、保管等有充分了解。

（12）有些病例在矫治过程中，可能需要对已有矫治器的设计进行一些修改，或者可能再增加几步矫治器。在必要情况下，为确保疗效，医师不排除使用常规固定矫治器为患者结束后续治疗。

5. 关于牙齿及口颌系统其他相关疾病

（1）现代医学研究发现，正畸患者的颞下颌关节病发病率与普通人群的发病率没有显著差异。因此，正畸治疗既不会引起也不会阻止颞下颌关节病的发生，如果矫治过程中或治疗后发生颞下颌关节病，或者原有的加重，均与隐形矫治无关。如果您在治疗前就有颞下颌关节弹响、疼痛等症状，请主动向您的主诊医师咨询治疗中可能出现的问题，如果隐瞒病史，后果自负。

（2）正畸治疗过程中可能出现非医师所能控制的不同程度的牙根吸收。

（3）牙槽骨板退缩、骨开裂，尤其是成年人，推磨牙向后的患者发生较多，非正畸医师所能预知和控制，这是正畸学科所面临的问题，即便是使用固定矫治也是如此。

（4）矫治后食物嵌塞是不可避免的。

（5）为了获得良好、稳定的矫治效果，矫治过程中可能需要配合使用其他辅助手段，例如种植支抗、橡皮圈牵引等，甚至采用固定矫治器手段，请您不能拒绝，积极给予配合。

6. 严格按医嘱戴用保持器　戴用保持器是维持正畸治疗效果最基本的手段，在治疗结束后，必须严格遵医嘱戴用保持器，防止复发，一般须戴用 2~3 年，有的患者可能需要终身戴用保持器，不按要求戴用保持器而导致矫治后复发，后果自负。

参考文献

[1] 林久祥. 现代口腔正畸学[M]. 3 版. 北京: 中国医药科技出版社, 1999.
[2] 罗颂椒. 当代实用口腔正畸技术与理论[M]. 北京: 北京医科大学中国协和医科大学联合出版社, 1995.
[3] 傅民魁. 口腔正畸学[M]. 4 版. 北京: 人民卫生出版社, 2003.
[4] 格雷柏, 范阿斯德尔, 维格, 等. 口腔正畸学: 现代原理和技术[M]. 王林, 译. 6 版. 南京: 江苏凤凰科学技术出版社, 2018.

（王　华）